徒手治病40年
正骨理筋疗法集萃

编 著 王英杰

全国百佳图书出版单位
中国中医药出版社
·北 京·

图书在版编目（CIP）数据

徒手治病 40 年：正骨理筋疗法集萃 / 王英杰编著
. — 北京：中国中医药出版社，2023.6（2024.1重印）
ISBN 978-7-5132-7595-8

Ⅰ.①徒⋯　Ⅱ.①王⋯　Ⅲ.①正骨疗法　Ⅳ.
① R274.2

中国国家版本馆 CIP 数据核字（2023）第 064344 号

中国中医药出版社出版

北京经济技术开发区科创十三街 31 号院二区 8 号楼
邮政编码　100176
传真　010-64405721
保定市中画美凯印刷有限公司印刷
各地新华书店经销

开本 880×1230　1/32　印张 9.25　字数 183 千字
2023 年 6 月第 1 版　2024 年 1 月第 3 次印刷
书号　ISBN 978-7-5132-7595-8

定价　49.00 元
网址　www.cptcm.com

服务热线　010-64405510
购书热线　010-89535836
维权打假　010-64405753

微信服务号　zgzyycbs
微商城网址　https://kdt.im/LIdUGr
官方微博　http://e.weibo.com/cptcm
天猫旗舰店网址　https://zgzyycbs.tmall.com

前　言

　　中医运用正骨理筋手法治疗筋伤有着悠久的历史。正骨理筋疗法既是中医伤科治疗的主要组成部分，也是临床伤科医生必备和有效的治疗方法。理筋手法是伤科疾病的治疗特色，其中触摸和对比是伤科医生的基本功。正骨理筋疗法治疗筋伤疾病主要有两个目的，即解除或缓解疼痛和不适症状，以及恢复人体正常的生理功能。通过触摸和认真对比，能基本了解筋骨损伤的程度、位移的方向、受伤的状态及病位的深浅等，从而获得第一手资料，制订出合理的检查及治疗方案。手既是治疗筋伤的工具，也是检查之利器，只有不断实践，才能逐步提高正骨理筋疗法的效果。

　　本书是在作者前著《临床伤筋推拿疗法》一书的基础上，参考有关专著和文献，加以补充修改而成。全书共11章，分为总论、各论两部分，总论介绍了骨、关节（髂）和筋的主要特点和作用，以及筋伤的病因、诊断方法、中医传统治疗手法等，并对正骨理筋疗法的要术、观点、禁忌，筋伤疾病常用内服、外用中药及功能锻炼

（导引）进行了阐述；各论介绍了各种常见筋伤疾患共计 89 种及相应的治疗手法。本书在北京中医药大学东直门医院已故著名骨伤科刘寿山前辈正骨理筋传统手法基础上，又将其中医伤科理论观点编入部分章节中，以便于学习者继承和发扬。同时，本书附有插图，图文并茂，内容简练扼要、实用。

希望此书对同道工作者有所帮助，不足之处，请不吝赐教。本书曾得到河南濮阳油田职工总医院副院长、主任医师刘佑华老师（由北京中医药大学深圳医院推拿科王天佑医生帮助整理）审阅，在此表示感谢。

王英杰

2023 年 3 月

目　录

◇ 各 论 ◇

总论

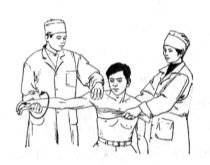

　　人们常说的跌打损伤属于中医伤科范畴。伤科的治疗，首先要分辨所受之伤是内伤还是外伤，是骨伤还是筋伤，是旧伤还是新伤，才能制定出相对应的治疗方法。中医所指的伤筋动骨，即为骨断筋伤、骨错筋挪，治疗方法包括手法、固定、药物和导引（功能锻炼）四个方面，其中手法治疗又分为整骨（断裂的骨折整复）、上骱（脱位的关节复位）、理筋（筋位不和使其合顺归位），目的是使骨、关节与筋回归正常状态。筋伤是伤科最常见的疾患，虽较骨折脱位为轻，但治疗往往不易于迅速收效。有些筋伤疾患，由于失治或治疗不得法而转成慢性，从而达不到满意疗效，所以中医伤科有"宁治十个骨折，不治一个脱位，宁治十个脱位，不治一个伤筋"的说法。

　　运用手法治疗筋伤既是中医伤科的重要组成部分，也是临床伤科医生必备和非常有效的治疗方法及重要手段。中医伤科将治疗关节离位（关节紊乱、骨错缝）和筋伤（筋位不和、筋出槽）及离位伤筋的外治手法统称为正骨理筋。

第一章

理筋之纲要

筋连骨，骨连筋，筋附着在骨与关节周围，互为约束和影响，通过联络与维系形成以骨骼为支架、关节为枢纽和筋的牵拉运动，而维持人体的各种正常功能。

一、骨、骱、筋

1. 骨

《刘寿山正骨经验》一书记载，人体有骨骼总数 365 块。其中明硬骨 206 块（数目与部位大体相当于现代解剖骨骼）、软骨 62 块、暗硬骨 97 块。此外还有额外骨（牙齿）数十块，不在骨骼总数之内。骨骼的主要作用为支撑人体和保护内脏。

2. 骱

骱是中医对关节的称呼。对有窠、关节盂和关节臼的关节脱位，中医称为掉，如膀掉、胯掉、下巴掉等。对关节半脱位、无窠关节脱位称为错，如膝骱大错、肘骱大错、踝骱大错等。对关节发生小幅度的位置变化则称为离位，如支骨（肩锁关节）离位、鸠骨（胸锁关节）离位、琵琶骨离位伤筋等。关节主要起枢纽的作用，由于关节枢纽的存在，而产生了各种功能活动。但过多活动又容易导致关节错缝、离位伤筋等损伤。临床所称关节错位、紊乱、嵌顿等，多为中医伤科中的骱缝伤筋、离位或离位伤筋等。

3. 筋

筋是筋络、筋膜、筋腱、肌肉及软骨的总称。筋有联系、组成、稳定及活动关节的作用。其主要特点：①筋与气血：筋骨靠气血濡养，气血充足，筋骨才能强劲有力，动作灵活，从而达到足受血而能步、掌受血而能握、指受血而能摄。②筋有筋位：正常情况下，筋按一定部位排列和行走，即形成中医所讲的筋位，各尽其职，各守其位，相和有序。③筋有刚柔：刚者之筋附于关节，束骨、维系关节稳定；柔者之筋超越关节，互相交接，联系稳定与关节伸屈。

《刘寿山正骨经验》一书记载：人体筋有485块，分布于人体正面上部，中部和下部，人体背面及额外筋数十块。机体任何运动都是由数块筋肉协同合作才能完成。中医所称一块筋，往往包括了现代解剖学的数块肌肉。如项背两侧有大板筋两道，上通脑海，下至足跟（脚后跟大筋连脑门）。胸前横心筋，起于胸前骨第三节，经上肢内侧至中指。后通筋起于大椎穴，经上肢外侧至中指。大腿的通筋上至肋，而下至足面等。

中医先辈在长期治疗筋伤的实践中发现，部分手臂上的病与肩部或颈部有关，有些腰腿病也可能为手臂引起。根据经络循行及筋肉分布规律，经过不断探索和实践，就出现了上病下治、下病上治的治疗理念。由于筋、骨相互约束和影响，一旦筋不束骨，可出现关节离位，关节离位又可加重筋的损伤，即所谓关节离位必有筋位不合和筋位不合必有关节离位的道理，因而临床上治疗部分筋伤可顺其筋络从远端寻找根源。

二、筋伤之分类

根据中医的整体观念，治外伤当明内损，治筋骨当虑气血。外损偏于手法，内伤以药物为主。

1. 内损

内损是指伤气、伤血或气血两伤。"气为血之帅，血为气之母"，二者关系密切，是人体生命活动所必需的物质基础，一旦损伤，气血运行不畅，则出现肿胀、疼痛，使人体功能活动发生异常。气血受损所表现的病理反应，往往是内伤最常见的重要证候。《素问·阴阳应象大论》有"气伤痛，形伤肿"之说。痛与肿是内伤气血的两种重要病理反应。内损在临床上多见气血两伤，但有先后之分。《难经·第二十二难》说："气留而不行者，为气先病也；血壅而不濡者，为血后病也。"《素问·阴阳应象大论》指出："先痛而后肿者，气伤形也；先肿而后痛者，形伤气也。"在内伤初期，多以内服行气活血之药，然后再辨证用药。山东聊城中医前辈梁铁民则认为："跌打损伤专从血论，内治之法必须以活血化瘀为先，血不活瘀不能去，瘀不去则骨不能接，气为血之帅，活血化瘀中兼以调气。"

2. 外伤

外伤是指伤及皮肉筋骨，新伤则易感风寒之邪，与离经之败血凝聚为瘀血。中医学认为："离经之血，聚于一处，即为瘀血，气凝于何处，则血亦凝于何处矣。"滞于肌表则青紫疼痛，阻于营卫则郁而生热，积于胸胁则胀闷痞满，结于脏腑则癥瘕积聚，瘀血经久不散则转为宿伤。

3. 急性筋伤

急性筋伤治疗要以消除水肿（炎性刺激）为主，有条件应先避风，理筋手法要轻柔，时间宜短。患者可内服祛风解表、活血化瘀中药；局部可外用药酒或草药，或放血，并可根据情况给予适当固定等治疗。

4. 慢性筋伤

慢性筋伤的理筋手法可略重，时间相对较长。对滑膜嵌顿、关节离位、错缝、紊乱及筋离其位者，手法治疗力求一次成功，尽量避免重复治疗，并配合适当的导引。

5. 旧伤

旧伤民间又称宿伤，因伤后患处瘀血与风寒之邪长时间转结不散，经络瘀阻而致，其特点为筋肉内有结节，按之酸痛，伤久其结节会循经上下走移。中医学认为，旧伤多为阴证，治之以阳，方可消阴复阳，使气血运行正常。治疗时，用药酒涂擦，循筋按揉、拍打、推散、挑针及中药外敷患处等，以消散其结节。

石氏理筋（中医伤科前辈石筱山先生）则认为，对于劳损兼寒湿外袭，外无青紫，觉酸痛麻木者，治疗以药物为主，手法仅为辅助。由于扭蹩或支撑造成不显著伤，外无青紫，但旋转功能失常，要理正筋位，辅以药物。对明显外伤造成的筋伤，筋络离位而凸出，有粗筋隆起屈伸不利，必须选用按捺屈伸手法，将隆起粗筋纳入筋位，使隆起平复恢复正常屈伸，以外敷或内服药物为辅。

三、筋伤之病因

筋伤之病因主要有直接外伤、间接外伤和积累性外伤，以及六淫邪气侵袭等。

1. 直接或间接损伤

机体受到直接或间接损伤（中医把单纯性筋伤分为戳伤、抻伤、扭伤、闪伤、掀伤、蹉伤、崴伤、挫伤等数种），导致筋位不和，筋失其位，骱离其位，错其缝，从而破坏骨正筋柔的状态。

2. 六淫邪气侵袭

体虚过劳，风寒之邪侵袭使筋发生粗纵僵挛，翻转离挪，作抽无力，即寒伤筋僵，热伤筋纵，硬伤筋粗，气血亏虚筋无力，各种急、气、闷郁伤筋，筋纵不伸。受惊筋伤作抽，时抽时止，身不能定等改变，导致气滞血瘀，出现疼痛、肿胀以及活动不利等现象。

中医学对劳损与退变，有八伤之论：久站伤骨，久行伤筋，久坐伤血，久卧伤气，久视伤心神，久言伤心血，久稳坐伤腿筋，久喊伤咽（咽在前主出，喉在后主纳），失咽以久，必成哑痨。

四、筋伤之诊断

1. 寻症状

详细询问病史、受伤姿势、发病的诱因、疼痛的部位等，进行综合分析。询问时，要重视患者的每一句话，不要忽视每个细节，了解症状与活动（坐、卧位，行走，屈、伸）的关系，找出病因，达到查其症、寻其根的目标。

2. 摸痛点

手法治疗是伤科的特点，摸比是伤科医生的基本功，要把用手摸比触诊放在第一位。操作时，需注意观察患者对按压的反应，认真触摸，细心对比，感受病位深浅，要由上而下，由左至右，进行不同位置的对比，找出关节离位和筋伤的方向和病位所在，做到心中有数，手摸心会。手的不同部位的熟练运用，全在平日之时日积月累之练习，要多练内功，达到摸其筋、知其骨、摸其骨、知其筋之目的。河北沧州名老中医王子平认为，摸法是手法中之先行，摸法要与四诊配合，望而知之与以手摸之，而自悉其情。山东曹县中医名家魏指薪则指出，摸法是核心，轻摸皮、重摸骨，不轻不重摸筋肌，触摸其外，测知其内。由此可知摸比在临床应用中的重要性，通过不断练习实践让手成为筋伤治疗的工具和检查之利器。我们要继承伤科先辈们在没有现代设备的条件下，经过不断实践和探索，留下的宝贵经验和资料，让其得到更好的继承、创新和发展。

3. 查功能

医者应充分了解功能对人体活动的重要性。筋伤治疗的主要目的有两个：一是解除或缓解疼痛、不适症状；二是恢复机体正常的生理功能。医者应根据患者的不同年龄、不同部位，采取不同体位，检查相关部位的活动范围、损伤程度和受限角度。关节功能检查要系统、详细、全面，不仅要检查受损局部的功能，也要检查其相邻关节部位的活动功能，如颈椎病患者，既要检查颈椎前屈、后伸、左右侧屈、左右旋转等功能，也要检查相邻胸椎和腰椎的功能活动，可根据其活动范围和受限程度，判断相邻部位有无功能替代，尤其对颈椎发病较久，致椎弓已发生改变的患者尤为重要；又如膝关节退变患者，要进行仰卧位的膝部屈伸功能检查，也要进行站立位的屈伸检查，以初步判断膝关节软骨磨损的程度及病变发生的部位，再针对性配合相关的影像学检查，综合分析，制定具体治疗方案。

4. 影像学检查

影像学检查结果可作为参考，但不能作为唯一的诊断依据。在很多情况下，影像学检查有问题（比如退变的出现），但可无症状出现，也有很多筋伤病变，影像学不能充分显示。影像学检查要有目的，X 光片、CT、MRI、超声检查各有所长，要合理使用，将症状、痛点、触诊和影像学等检查情况结合起来，诊断才会更准确。一般来讲，对于骨折外伤，应粗看 X 光片，细看 CT，超声、核磁看不清楚；胸部外伤，粗看 X 光片，早期肺癌看 CT，有决定意义，但辐射量大；腹腔器官损伤，看超声准确度高，但对肠道等含气器官准确率低；MRI 对于观察颈、腰椎间盘与相应神经根、关节、肌肉、脂肪、肩袖等为首选。

五、筋伤之手法

1. 中医伤科理筋手法

（1）准备手法：点穴、按压、捋顺。

（2）活节展筋八法：牵、抖、摇、背、伸屈、推搬、旋转、归合。

（3）镇痛八法：点、压、弹、拨、分、散、颤、镇定。

（4）舒筋十六法：按、摩、推、拿、揉、捏、拍、打、捻、劈、叩、踩、搓、捋、顺、擦。

（5）当关节错移后关节囊或韧带锁住拉紧，导致关节内形成负压，滑膜吸入而阻碍复位时，手法复位之方向如下。

①纠正畸形：凸者抑之，陷者提之，偏者正之，错者复之。

②逆向疗法：没有畸形，逆伤力方向复位。

③逆痛疗法：上二者均不明显，朝痛方向复位。

2. 刘寿山前辈理筋手法

根据中医伤科刘寿山老前辈正骨经验中有欲合先离、离而后合的理论，以及治筋喜柔不喜刚、筋以柔韧为常的特点，对筋位不合的筋伤疾病，手法运用要顺其生理，轻柔绵软，外柔内刚。采用点穴开筋、按揉、弹拨等手法，充分松解筋伤周围组织，疏通经络，宣通气血，缓解痉挛，松解粘连。顺其生理，施以捋顺、捻散、归合等手法，而改善其筋位不合，归顺其位；对关节离位、错缝则运用摇晃、拔伸、戳按、牵顿等手法，牵张加大关节缝隙，因势利导，使关节离位错移回位。正如医宗金鉴所云，"夫手法者，谓以两手安置所伤之筋骨，使仍复于旧也"，而达"按摩其筋、复其旧位"之目的。

（1）点穴开筋法：根据经络循行路线，选择适当穴位施以点压刺激经穴的方法。穴位可循经取穴，亦可以痛为腧取穴。点穴力度要视患者情况而定，部分患者点穴时可配合进行缓慢运动和呼吸，收效会更佳。

（2）按揉：用拇指、鱼际、手掌部或肘部按压体表，做轻柔和缓的回旋运动。

（3）弹拨：用拇指或其余四指的指尖或指腹按于筋肉垂直方向，做单向或往复揉拨动作。

（4）牵顿：在做关节相对牵缩动作过程中，突然顿牵一下。巧妙运用关节内的负压，可解除关节嵌顿和位移。

（5）摇晃：医者握住肢体的远端，以关节为轴，让肢体做被动的回旋运动及屈伸动作（图1-1）。中医学认为，"骨错则筋挪"，因脱位或错位的关节易被筋肉卡住，摇晃则相当于关节脱位手法复位中的摘法，巧妙运用摘的外力，充分利用关节和周围组织的被动活动，以求动中复位，使肌痉挛、关节嵌顿和位移解除，以达到摘法解锁之目的，摇晃排在理筋十法之首，意义深远。

（6）拔伸：拔伸是在摇晃的基础上，使肢体或关节做被动伸展的相对牵引动作（图1–2）。拔伸手法充分运用了中医整复骨折时拔不开、接不上的指导思想，达到欲合先离，离而后合之目的。

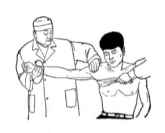

图1–1　摇晃法

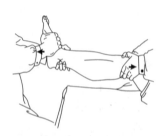

图1–2　拔伸法

（7）戳法即戳按：用手指或手掌在所伤处用力按压，戳法与拔法的连续运用称拔法戳按；戳法与屈法连续运用，称戳法屈转（图1–3）。

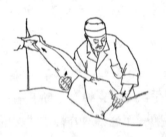

（1）拔法戳按

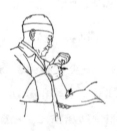

（2）戳法屈转

图1–3　戳法

（8）捋顺：由近向远为捋，多用于肢体外侧（图1–4），由远向近为顺，多用于肢体内侧（图1–5）。捋顺两种手法，经常连续运用，交替进行或同时进行，即捋下来，顺上去。

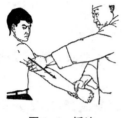

图1-4 捋法

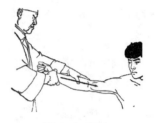

图1-5 顺法

（9）捻散：捻即揉捻，医者用指腹或手掌或大小鱼际、掌根在患处做均匀和缓的揉捻，力量由轻到重，感觉由皮肤渐达深部肌肉层；散则为快速揉捻动作，用力及作用范围比捻法要大一些（图1-6）。

（10）归合：归即两掌相对归挤，合则在归挤的同时稍向上提，并沿肢体表面做滑动合拢（图1-7）。

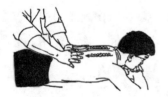

图1-6 捻散法

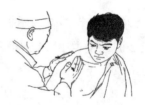

图1-7 归合法

《刘寿山正骨经验》将摇晃、拔戳、捻捋、归合、顺散手法称为理筋十法。治疗筋骨手法之要：遇有骨断筋离位，接骨之时，用合筋法治之，不必随骨而论；遇有骨错筋挪位，正骨之时，用顺筋法治之，不必随髎而论。

（11）寒、热、硬伤筋的理筋之法：寒伤筋为受风、寒、卧凉或湿地伤筋，筋僵作痛，用散筋法治之；凉水伤手、腿或贼风伤腿筋，筋僵作抽作痛，用拔散法治之。热伤筋为受毒热、食热、热汤烫伤伤筋，筋综作痛，用拔筋法治之；火烧或小儿胎毒伤筋，筋纵拘挛作痛，用拔顺法治之。硬伤筋为打伤筋或膀腋、胯腋筋纵成疙瘩，筋肉红肿作痛，用戳筋法治之；过力、久行伤筋，双手持物，以重为轻或使力空伤筋，卧枕不合伤脖项筋，筋纵作痛，用拔筋法治之；仰闪斜扭伤腰板筋，筋僵作痛，用拔顺法治之；压伤筋酸软无力作痛，墩伤、绷伤，或足踢物空，筋粗肿硬，用捋筋法治之。

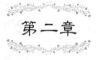

第二章

理筋之要术

详细解析病症，才能明确诊断。要将听、看、摸所得到的疾病信息和痛点位置、功能活动及仪器检查等情况充分结合起来，做到心中有数。争取达到手摸知片，看片知病，摸其骨知其缝，摸其筋知其位，从而达到诊断及施术准确无误。手法应用轻重，要因人、因病而异。只有合理地运用手法，才能使筋骨回位，达到骨正筋柔之目的。

一、理筋手法的选择

选择理筋手法要合理、安全有效，通过辨证论治，准确施治。对于不同的病因，出现相同的症状，要采用不同的手法；相同的病因，出现不同的症状，可采用相同的手法。在治疗过程中，应根据病情，上下兼顾，随时调整手法。

二、理筋手法的规律

理筋要尊重规律，很多筋伤是在患者无准备失稳状态下由于受到轻微外力而发生的，我们要运用巧力在失稳状态下反方向解除病患，恢复或达到伤前之平衡状态，达到"法之所施，使患者不知其苦，方称为手法"。

三、理筋手法的思维

理筋手法运用不宜过多，要对症施用，所谓小方也能治大病。要抓主要矛盾，认真分析新伤、旧伤及它们之间的关系。通常情况下，先治新伤或先以新伤为主，再调理旧伤。替代活动的地方更容易损伤，要随证变通。

四、理筋手法的操作

理筋手法的操作要稳准敏捷，用力均匀，动作连贯，外柔内刚。做到"一旦临证，机触于外，巧生于内，手随心转，法从手出"，实现"心手相应，得心应手"。

五、治疗骨骺离位的手法特点

要充分了解受伤姿势及移位方向，依据中医"欲合先离、离而后合、动则缝隙生、动中求正"的理念，采用摇晃、拔伸、戳按、牵顿等手法使离位的关节复位。

六、治疗筋伤的手法特点

由于躯体活动的整体性和连带性，要顺其筋伤走行方向上下摸寻，找出筋伤病位所在。依据"筋位不和、筋失其位（即筋出槽）"的理论，运用推拨、顺压（即分筋理筋）等手法，使其筋回归原位。中医正骨专家杜自明认为："分筋手法的重强刺激，属破坏性手法，可用于分离变硬、僵化、粘连的组织；理筋手法属弱刺激手法，可起到镇痉、止痛、顺筋的作用。"

七、治疗久病的手法特点

若遇到久病或病程时间较长的患者出现患肢（沿经脉走行）肿胀、麻木时，在手法治疗同时，可配合使用沿经脉拿捏、叩击、拍打、捋顺等手法，以提振经气，使气血运行通畅。

八、理筋手法的不确定因素

运用理筋手法，如出现治疗效果不确定当考虑以下因素：①辨证诊断不明确；②筛选患者不当；③手法千篇一律，针对性不强；④运用中医辨证思维不灵活，不能随证变通。

第三章

理筋之观点

一、整体观

人体的骨、关节和筋是一个统一的整体，在结构和功能上联系密切，通过相互协调配合，维持人体正常的功能，保障内外平衡。因此，要充分认识它们之间在活动时的相互关联、协调和影响性，制定出合理的治疗方案。相关临床研究发现，腰椎曲度增大，颈椎曲度也出现增大；胸腰椎病变，可导致颈椎病变；腰骶部小关节错位亦可出现寰枕关节错位；在治疗颈部和膝部病变时，可使腰部疼痛减轻。这些临床研究，指导我们在临床治疗中运用整体观念，比如在治疗颈椎病的同时，亦给以胸椎相应治疗；颈椎曲度发生改变，适当调整胸腰椎；对于寰枕关节错位引起的头痛，在复位的同时，腰骶部也给以适当手法调整。这些治疗方法，在临床实践中证明能够取得较好疗效，同时临床复发率低，充分体现出整体观的作用。

二、筋骨平衡

骨关节的劳损和退变是在其周围筋肉组织（即外平衡）功能降低而累加出现的，周围组织的累积性损伤，可导致骨与关节的功能失调。反之，骨关节不稳亦可减弱或加重周围组织的负担。因此，可以认为骨关节病变是周围组织病变的结果，周围组织是维持骨关节平衡稳定的重要因素。临床上，在调整它们之间的平衡关系后，进行相对应适当的导引（功能锻炼），以增强周围筋肉组织（即外平衡）的力量，替代部分骨关节功能，达到以筋代骨之目的，即外平衡代替内平衡。有学者指出，长期低头和坐卧姿势不良等均可导致骨关节的退行性改变较早发生，从而引发脊柱病变，诱发颈椎、腰椎病等，同时腰痛的发生百分之六十在上腰段。

三、疼痛

疼痛不能作为脊柱损伤或患病的指征。疼痛程度与神经根受压的程度不成正比，神经根受压是否会导致临床症状并不能确定，神经根的炎性反应才是产生疼痛的主要因素。相关研究表明，任何轻微压迫都可使神经根发生神经生理学方面的改变，神经根周围组织结构变性是引起神经根受压最重要的潜在因素，神经根受压主要表现为肌力下降和麻木。例如，临床出现神经根压迫病因（凸出、狭窄），手术解除后症状改善并不明显，甚至反而加重；有的患者运用抗炎治疗后，不适症状得到明显改善，但神经根受压依然长期存在。这些现象，说明临床出现神经根压迫病因（突出、狭窄）造成的神经功能损伤（感觉和运动）及神经行为异常（麻木、疼痛、感觉过敏等），不仅与机械压迫有关，还与压迫造成的炎性反应有关。正骨理筋疗法将筋伤疼痛分为两类：①动时痛，活动受限，静时不痛，多为筋出槽，骨错缝；②静态痛，多有骨错缝、炎症、肿瘤、神经压迫等原因。根据中医"不通则痛，通则不痛"的理论，在炎性水肿期，手法治疗要顺其生理，疏通经脉，缓牵减压以消肿，避免使用粗暴和旋转搬动类手法，待消除疼痛后，再考虑解除压迫性因素。

四、代偿与平衡

随着骨与关节退变和组织老化，机体为求平衡人体可出现代偿，大多患者是因损伤后骨与关节及周围组织不能代偿而出现症状的。对已形成代偿，要分析代偿与症状的关系，不要人为破坏已形成的平衡。代偿是维持平衡的重要因素，尤其是对于老年人，代偿不仅维持了新的平衡，且更趋稳定。临床研究表明，约35%的腰突患者，由于病变部位已代偿，临床可无症状出现。有些已形成代偿的部位，因其稳定性好，活动范围相对会减少，为适应人体活动的需要，相邻或其他相关的部位要替代部分活动，因而替代部位的损伤会反而增多。对代偿形成已久，症状刚出现或有新的损伤，要充分了解发病原因、病变部位及与代偿的关系。总之，在临床实践中要充分分析代偿出现的必然性，取其有利之面，避其不利之处，根据患者的不同年龄和不同需求，以解除临床症状为主，恢复其相适应的功能至关重要。

五、颈痛的病理基础

颈项部大多数颈肌末端不是肌腱，而是借助于筋膜、骨膜组织附着在椎骨上。有学者认为，长期不良姿势致使肌肉止点持续牵拉，使颈伸肌力减弱，平衡失调，是导致颈痛的病理基础，因而颈痛多为缺血所致。颈伸肌力载荷减弱可导致颈椎病，颈椎病又可加重平衡的破坏，因而调整颈伸肌群，可有效阻断这一发病途径。

六、颈根性痛

颈后伸出现根性痛是由于根袖内出现一定程度的纤维化，形成皱褶，运动功能下降，变得僵硬，导致颈椎间孔面积缩小，造成神经根嵌压而致。有学者提出，对于这种获得性椎间孔狭窄，消除后伸位根性痛的方法：①颈椎避免过度后伸位制动；②颈深部软组织按摩；③被动渐进性抗阻力拉伸；④颈椎调整和适度锻炼。

七、脊柱调整的思路

脊柱小关节嵌顿、旋转和侧弯相互影响，嵌顿、塌陷多为旋转和侧弯发展的诱因和基础。临床上在"欲合先离"的理论指导下，在合适体位下（可人为被动调整骨盆及下肢，使脊柱侧弯尽量得以矫正），缓牵脊柱小关节，增加关节间隙，在周围组织张力带动下，随着嵌顿、塌陷的解除，旋转及侧弯也随之得到纠正。

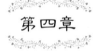

第四章

理筋之禁忌

一、理筋手法禁忌的疾病

以下疾病不宜进行理筋手法治疗。

1. 各种骨折、外伤后炎症、骨关节结核、骨髓炎、骨肿瘤、严重的老年性骨质疏松症患者，因手法可使骨质破坏、感染扩散。

2. 有严重心、脑、肺、肾疾患或体质过于虚弱者。

3. 诊断不明确的急性脊柱损伤或伴有脊髓症者，手法治疗可能加剧脊髓损伤。

4. 各种急慢性传染病、胃或十二指肠溃疡病急性穿孔者。

5. 有出血倾向或有血液疾病的患者，手法可能会加重出血倾向。

6. 治疗部位有严重皮肤破损或有皮肤病的患者，手法刺激可导致皮肤损伤加重。

7. 妊娠 3 个月以上的妇女，不宜手法治疗其腹部、腰部和髋部，以免引起流产。

8. 对酒后、饥饿、极度疲劳及不能配合医生操作的精神病患者，不宜进行手法治疗。

二、脊柱旋转手法的适用范围和禁忌

（一）颈椎旋转手法的适用范围

旋转推拿造成脑中风多为强力旋转牵拉颈部所致，这种特异手法既可改善椎基底动脉供血不良，亦可造成或加重供血不足。其适用范围为：①有颈曲存在才能使用，轴向旋转易损伤颅枕、寰枢关节；②旋转取决于间盘弹性和韧性；③ 50 岁以上患者出现椎间盘明显变性，慎用旋转法；④在运用旋转手法时，要向上提牵，不可超范围操作。

（二）脊柱旋转手法的禁忌

颈椎筛选试验阳性，即仰卧，头部旋转、后伸，头晕加重，不能运用脊柱旋转手法。脊髓受压较重或椎间盘脱出较大，尽量不用复位手法，严重者要尽早手术。脊髓细胞受损纤维变性后，手术也难以恢复，有学者提出，对于此类患者，牵提 5～6次，效果不显，应手术治疗。

第五章

理筋之药物

一、刘寿山前辈治疗筋伤用药

1. 内服用药

中医学认为，肢体各处之筋均以气血调养为主，若是气血亏者，筋自干枯无力，久不动转和用力，筋自僵就，下行气血减少，自成下痿之症。根据刘寿山正骨经验，筋喜温恶寒，治筋用药一般不宜使用寒凉之品，陈旧性伤筋多兼痹症，应以温通为主。伤筋初期以瘀痛为主，治疗当祛瘀止痛，四肢伤筋用桃红四物汤；上肢加桂枝、姜黄，下肢加川牛膝、五加皮；胸胁伤筋用复元活血汤，加枳壳、郁金；气滞用和营止痛汤。伤筋初期，"瘀血渐去则新血渐生"，当活血生新，调肝舒筋，予以补气养血汤（八珍汤加黄芪、肉桂）。伤筋后期，当补肝肾，强筋骨，予以舒筋壮力丸（即疏风定痛丸）。

2. 外用药、烫药

（1）消肿化瘀散：当归、赤芍、生地黄、延胡索、血竭、制乳香、红花、大黄、姜黄、鳖甲、茄根、红曲、赤小豆，上药各等份，共为细末，醋调外敷。

（2）化筋散：当归、赤芍、制乳香、木瓜各 6 克，紫金锭、芙蓉叶、金果榄各 9 克，共为细末，醋调外敷。功能活血软坚，舒筋止痛，适用于一切陈旧性筋伤疾患。

（3）熥洗药：当归、羌活、红花、白芷、防风、制乳香、制没药、骨碎补、续断、宣木瓜、透骨草、川椒。手部加桂枝、郁李仁，足部加黄柏、茄根，腿部加牛膝，腰部加杜仲、桑寄生，胸部加郁金、茵陈，右胁部加陈皮、枳壳，左胁部加栀子、降香，肩部加川芎、片姜黄，骨折加土鳖虫、自然铜，兼风寒加厚朴、肉桂，理气加葱头、天仙藤，活血加汉三七、木槿花，舒筋加芙蓉叶、金果榄。上药各等份，共为粗末。每用药末4两加大青盐、白酒各1两拌匀，装袋备用。洗用：煎水熏洗患处，每日2次，次日仍用原汤煎洗，可用5～6天。熥用：用药袋两个，放入蒸笼内，蒸热后轮换敷在患处，每日1～2次，每次熥1小时即可。用后放于阴凉处，次日再用时，在药袋上洒少许白酒，两袋药可放冰箱冷藏，可用5～7天。功能温经通络，活血散瘀，消肿止痛，舒筋接骨，适用于骨折、脱位和一切筋伤疾患，以及陈旧性损伤兼痹痛者。熥用多用于大关节处，药力缓慢持久，传入所谓"一通皮，二通肉，三通血，四通筋，五通骨，六、七之后通病处"。

二、民间伤科传统用药

1. 初期损伤

羌活、荆芥、防风、葱白，祛风解表消肿；川芎、枳壳、泽兰、归尾，行气活血化瘀；干姜入脾胃，血得温则行，助活血化瘀。

2. 气分之伤

柴胡、桔梗、枳壳、乌药、细辛、丹参、红花、桃仁、归尾，可加生姜、葱白。

3. 血分之伤

当归、川芎、生地黄、赤芍、丹参、土鳖虫、水蛭、田七、炒山栀、柴胡、桔梗、香附、枳实、厚朴、牛膝、乳香、没药。

4. 新伤

（1）血府逐瘀汤（用于胸中血瘀，血行不畅）：桃红四物汤加桔梗、柴胡、枳壳、甘草。

（2）膈下逐瘀汤（瘀在膈下成块，痛处不移）：五灵脂、当归、川芎、桃仁、丹皮、赤芍、乌药、元胡、甘草、红花、枳壳。

（3）复元活血汤（瘀血停凝，胁腹作痛）：柴胡、当归、红花、穿山甲、大黄、桃仁、甘草、瓜蒌根。

（4）补阳还五汤（气虚血瘀）：黄芪、生归尾、赤芍、地龙、川芎、桃仁、红花。

5. 旧伤

（1）血府逐瘀汤（方见新伤）。

（2）膈下逐瘀汤（方见新伤）。

（3）少腹逐瘀汤（少腹瘀血积块）：小茴香、干姜、延胡索、没药、川芎、官桂、赤芍、蒲黄、五灵脂。

（4）身痛逐瘀汤（活血通络，通痹止痛）：秦艽、川芎、桃仁、红花、甘草、羌活、没药、五灵脂、香附、牛膝、地龙、当归。

（5）通窍活血汤（活血通络，常用脑震荡后遗症）：赤芍、川芎、桃仁、红花、老葱、生姜、大枣、麝香、黄酒。

第六章

筋之导引（功能锻炼）

中国古代把导引作为重要疗法之一，著名医家张介宾说："导引，谓摇筋骨，动肢节，以行气血，病在肢节，故用此法也。"张隐庵亦云："气血不能疏通者宜按跷导引。"

导引这种疗法早在周秦时代就已成为治疗疾病的一种手段。经过历代医家的不断丰富发展，最终发展成为一种独特的练功疗法，包括传统的五禽戏、八段锦、易筋经、太极拳等，以及后来发展出现的"祛病延年二十势"、保健功、气功疗法等。有效合理的导引是治疗筋伤的治本方法，尤其对于慢性损伤，治疗必须与导引相结合，要因人而异、因病而异，根据患者的不同情况制定不同的导引方法。如脊柱力线调整后练习鲤鱼打挺，相当于脊柱力线调整后，两侧腰肌力量增加，起到外平衡替代部分内平衡，达到以筋代骨和防止病症复发之目的。

一、颈部功法

锻炼时，取站立位，两手叉腰。

1. 与项争力势：尽力头后伸，看天再看地（图6-1）。

2. 哪吒探海势：头颈尽力伸向左前方（目视左前下方），还原后，再伸向右前方（图6-2）。

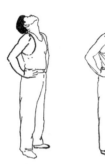
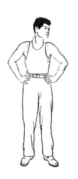
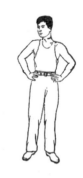

图 6-1　与项争力势　　　　　图 6-2　哪吒探海势

3. 犀牛望月势：头颈尽力向左后上方旋转（目视天空），还原后，再旋转至右后上方（图 6-3）。

4. 金狮摇头势：头颈向左和右各环绕一周（图 6-4）。

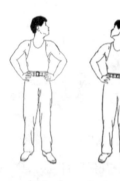
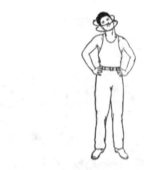

图 6-3　犀牛望月势　　　　　图 6-4　金狮摇头势

二、腰部功法

1. 风摆荷叶势：两手叉腰，两足微开站立，做左右侧屈、前后伸屈（小幅度）的动作（图 6-5）。

2. 两手托天攀足势：两足分开站立与肩宽，两手掌心向上尽力托平；再弯腰双手摸踝为攀足（图 6-6）。

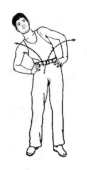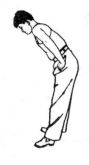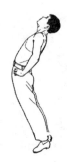

图 6-5　风摆荷叶势

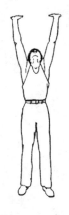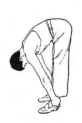

图 6-6　两手托天攀足势

3. 浪里荡舟势：两手叉腰，两足分开做腰部向左环转一周，还原后，再向右环转一周，还原。或两手上举做腰部环转运动亦可（图 6-7）。

4. 摇头摆尾势：两足分开比肩稍宽，膝关节半屈曲，两手分别按在两膝上，先将躯干向左侧屈，还原；再向右侧屈，还原（图 6-8）。

5. 鲤鱼打挺势（燕飞）：俯卧位，做头部和双下肢同时尽量后伸的动作（图 6-9）。

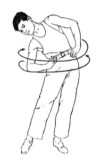

图 6-7　浪里荡舟势

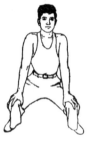

图 6-8　摇头摆尾势

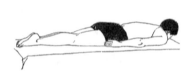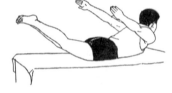

图 6-9　鲤鱼打挺势

6.抱膝滚腰势：仰卧屈膝屈髋，做腰部来回滚动的动作（图 6-10）。

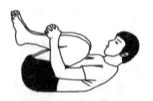

图 6-10　抱膝滚腰势

各论

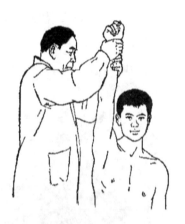

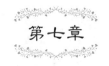

第七章

头颈项部病症

一、落枕

落枕又称脖项骨伤筋，多由睡眠时枕头过高或过低，姿势不当或复感风寒侵袭引起。起病突然，筋伤后出现颈部肌肉痉挛，头向患侧偏斜，颈部活动明显受限，活动则痛，晨起后逐渐加重。摸诊可见伤处筋肉僵硬，压痛点多位于胸锁乳突肌的肌腹中上段或止点处（乳突附近），或斜方肌上缘（图7-1）。伤重者，疼痛可累及头或肩部。

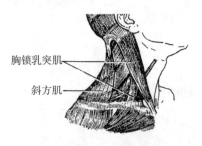

胸锁乳突肌

斜方肌

图7-1　胸锁乳突肌、斜方肌示意图

X线片检查除发现颈椎曲线改变外，其他无异常改变。

中医学认为，脖项骨有前垂后仰，左右扭转之功能（脖项骨有三节，共长三寸九分，外有护项筋左右八道）。如有闪扭，必伤其护项筋，项筋一伤，筋自僵硬，脖项必向健侧转之，前垂后仰或左右旋转不能，活动则痛。用拇、食二指按拧之，僵硬之筋既是患处。

◆ 理筋手法

1. 点穴开筋法：点按风池、风府、肩中俞、风门、天宗、落枕（第二、三掌指关节后五分处）等穴。

2. 摇晃转捻法：医者站于患者身后，双手拇指扣着患者枕骨后口，其余四指托住两颐，带着底颌，双前臂压着患者双肩，双手立腕用提端法提起，稍晃头向前垂后仰，在提端挪正。医者以枕骨紧贴患者之枕骨，位于患者健侧的手托着患者底颌，位于患者患侧的手的拇指按住伤处，向患侧转之，托底颌之手向后上仰之，按在伤处之拇指自上而下揉捻患处（图7-2），使1次，复1次。

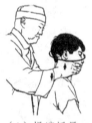 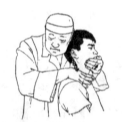

（1）提端摇晃　　　（2）将头旋向健侧并捻揉舒筋

图 7-2　摇晃转捻法

3. 拔伸搓散法：患者取坐位，医者一手拿其腕，一手拿其愉，晃开拔直，伤侧臂高举奔不伤之膀，肘下垂，以小鱼际压着肩井，拿腕之手向斜前方拔直，拿愉之手转手，虎口在肩井施以散法。此伤当时可愈。

4. 拔伸推按法：患者正坐，医者站于患者右侧，以右手手掌推按住伤处的上方，左手拿住患者右手诸指，并使其屈肘，然后双手缓缓用力向相反方向拔伸戳按，使颈部筋肉舒展（图7-3）。

5.提捏法：患者正坐。医者站在患者背后，用拇指与余4指相对捏住颈部僵硬的筋肉，向上提捏数次（图7-4）。

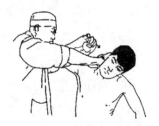 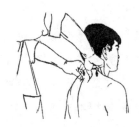

图7-3　拔伸推按法　　　　图7-4　提捏法

二、颈椎小关节错缝

颈椎小关节错缝又称颈椎小关节离位。因颈椎关节突关节排列接近于水平位，关节囊松弛，横突之间缺乏横突间韧带，故稳定性差。本病多由扭转外力、劳损或感受风寒，出现颈椎小关节向侧方滑移，或颈部周围组织慢性劳损或肌肉痉挛，使颈部内外平衡失调，关节失稳，椎间小关节发生嵌顿或错移，不能自行复位，而导致功能障碍。

症状表现为颈部酸痛，项背部沉重及双上肢麻木无力，活动受限，转侧不利，常局限于某一体位，椎间小关节滑膜嵌顿者，头部处于前屈位，不能后伸、侧屈或旋转。部分患者伴有头晕、头痛等症状。检查时颈部僵硬，肌肉痉挛，棘突旁有明显的压痛点，棘突上下间隙不等宽，棘突有轻度的偏移。

正常颈椎椎间关节面的倾斜度，有利于各种方向的运动（图7-5）。颈椎小关节错位，X线正位片可见，颈椎向患侧侧凸，棘突偏离中线；X线侧位片可见，正常生理前凸变小；X

线斜位片可见，患侧椎间关节间隙略宽于健侧，关节间隙不清或关节面不平行。

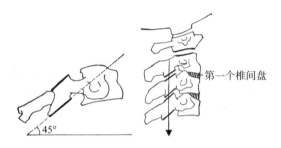

图 7-5 颈椎椎间关节面的倾斜角度及方向示意图

正常颈椎椎间关节在枢椎几乎近于水平位，其下方关节突关节面的倾斜度增大，与水平面约呈 45°角，对于各种方向的滑动运动十分有利。

◆ 理筋手法

1. 点穴开筋法：点按风府、风池、肩中俞、肩外俞、肩井、天宗等穴。并按揉、弹拨胸锁乳突肌、斜方肌、提肩胛肌等肌肉起止点处。

2. 颈椎旋扳法：患者取坐位，医者一手扶住患者后头部，另一手托下颌，使颈项做轻缓的旋转摇动数次后，在颈部微向前曲位时，迅速向患侧加大旋转幅度做扳法（图 7-6），用力要适中，动作要迅速，可闻及关节响音。

3. 滑膜嵌顿复位法：患者取坐位，医者立其患侧，一手前臂紧压患者肩峰内侧，手掌握拿患者颈部，拇指放于患椎处，另一手按压患侧头顶，使其向健侧稍前屈歪斜，适力晃动，逐渐加大角度，待患者放松，迅速加力向健侧推扳头部，立即松开可闻及清脆解脱声响（图 7-7）。此法适用于一侧椎间关节滑膜嵌顿者。侧屈头部略加前屈角度要视不同部位而异，第七颈椎复位时，至中度前屈位即可，其他颈椎依次减少，切不可过于前屈。

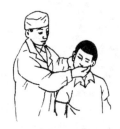 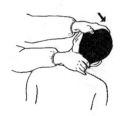

图 7-6 颈椎旋扳法　　　　　图 7-7 滑膜嵌顿复位法

4. 侧移复位法：患者取俯卧位，头伸出床外，一助手用双手分别捧住患者下颌骨及后枕，使头略后仰位，另一助手用两手扳住两肩，二者做反方向牵引，医者的两手拇指分别放在侧偏棘突的左右两侧，用力推侧偏棘突向中间靠拢（图 7-8），使其复位。

5. 拔伸推压复位法：患者俯卧，医者两足蹬住患者两肩，两手对握头部，顺其伤后姿势向上拔伸（或助手按肩二人相对拔伸），将头调至中线。一侧错位：医者一手食指放于错位下一棘突健侧，另一手食指放于错位棘突伤侧，向中线推之。两侧错位：两侧同上拔伸牵引，两食指下压凸出的棘突，至上下棘突平整（图 7-9）。

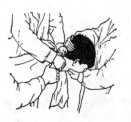 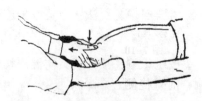

图 7-8 侧移复位法　　　　图 7-9 拔伸推压复位法

三、颈椎病

颈椎病又称颈椎综合征，本病多由于颈部外伤、劳损、感受风寒湿邪等因素，引起颈椎及其附近软组织发生退行性改变，而导致脊柱内外平衡失调，刺激和压迫神经根、颈脊髓和颈部的交感神经、椎动脉而引起一系列临床症候群。

1. 神经根型：是临床上较多见的一种颈椎病，其内在因素多为椎间盘退变、椎间隙狭窄、关节囊及韧带松弛、椎体侧后方或钩椎关节或小关节增生时，使椎间孔前后径变小（图7-10），出现压迫神经和血管的症状，临床表现以神经受压为主症。一般来说，颈4以上神经根受压，多见后枕部及项背部症状。颈5神经根受刺激或压迫时出现颈部疼痛，肩臂外侧及腕部出现放射性疼痛及麻木。颈6神经根受压迫或刺激，肩臂

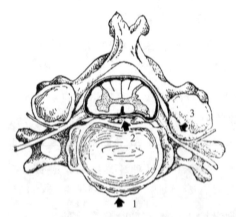

1. 椎体前缘骨赘
2. 椎体后缘骨赘脊髓受压
3. 小关节骨赘根间孔狭窄

图7-10　椎体后方、钩椎关节等增生使椎间孔变小

外侧、前臂桡侧，腕部出现疼痛麻木并放射性到拇指及食指。肱二头肌肌力减弱，该肌腱反射有改变，肩胛内上缘压痛。颈

7 神经根受刺激或压迫时，颈、肩上外侧、前臂桡侧疼痛麻木并放射至食指及中指，肱三头肌肌力减弱，肌腱反射迟钝，桡骨膜反射减退，肩胛内缘中部压痛。颈 8 神经根受刺激或压迫时，疼痛麻木可沿颈、肩、上臂内侧、前臂尺侧至无名指及小指放射，手部肌肉握力减退，肩胛内下缘压痛。

2. 椎动脉型：椎动脉在颈部行程有四段，在任何一段行程中出现压迫或刺激，均可导致供血不足（图 7-11）。其中两个部位最重要：①由于钩椎关节位于椎动脉孔侧方，当其侧方出现增生时，椎动脉易受到压迫而歪斜，其中第五颈椎横突孔距离椎体最近，在其上下方发生增生时，椎动脉易受到压迫，该处交感神经也易受到刺激。②头下部椎动脉在寰椎上关节突外侧和后侧，迂曲度较大，当头颅转动时，可受牵张而狭窄，影响通过的血流量。因而有学者观察，颈性头晕多发于寰枢椎与第 5 颈椎部位。椎动脉型颈椎病可表现为颈肩痛或颈枕痛，其主要症状为头晕、恶心、呕吐、位置性眩晕、猝倒、持物落地、耳鸣耳聋、视物不清等，上述诸症常因头部转动或侧弯到某一位置而诱发或加重，头颈回到原方位时症状可减轻或消失。

3. 交感神经型：颈部交感神经干位于脊柱前外方，其上有三个交感神经节，颈上神经节位于颈 1、2 或颈 2、3 横突水平，颈中神经节位于颈 6 水平，颈下神经节位于颈 7 横突与第一肋骨头之间（图 7-12）。因关节囊上有脊神经分出的交感神经纤维，因而钩椎关节病变可影响交感神经功能。颈下和颈中神经节均围绕椎动脉，任何刺激均可导致椎动脉痉挛，使椎动脉供血不足。交感神经分布范围极为广泛，既分布到头、颈、上肢、咽部和心脏，也分布到眼部、内耳和脊膜、脊髓等。颈交感神经受到直接刺激或反射，都能诱发广泛而复杂的症状，如头晕眼花、视听障碍、平衡失调、手指肿胀等，但一般无上肢放射痛和麻木感。

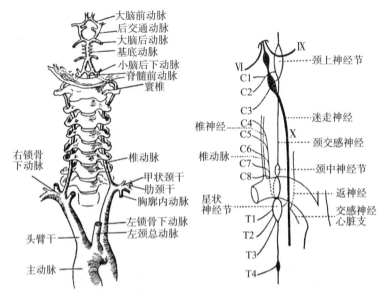

图 7-11　颈部椎动脉行程　　图 7-12　颈部交感神经示意图

4. 脊髓型：椎管改变，椎间盘膨出、黄韧带肥厚、后纵韧带钙化、椎板增厚、椎体滑移、椎体后缘增生等均可使椎管管径发生改变，而出现脊髓压迫的症状。早期脊髓束症状明显，表现为肢体发紧麻木，酸软无力，颈臂颤抖，行走困难，步行笨拙，行走时有踩棉花絮之感；胸腰部有束带感，随着病情发展，出现明显脊髓受压症状，可表现为不同程度的不全痉挛性瘫痪，甚至四肢瘫痪，卧床不起，呼吸困难，四肢肌张力高，腱反射亢进，浅反射减弱或消失，出现病理反射等感觉或运动障碍。

5. 混合型：临床上表现为两型或两型以上症状同时出现，即为混合型颈椎病。

体格检查可发现患者颈部僵硬，功能活动受限，头颈部常处于某一保护体位，颈部常有落枕史，头部后伸、侧屈及旋转时可诱发症状或使症状加重，颈椎第 4 ～ 7 棘突病侧可找到明显压痛点并出现上肢放射痛。颈肌痉挛，项韧带肥厚、剥离或钙化，病变棘突偏歪，棘间隙不等宽。胸锁乳突肌、斜方肌、提肩胛肌痉挛压痛，颈椎生理曲度减小或消失。根据受压节段不同，可出现病侧肱二头肌、肱三头肌萎缩，肌力减退，握力下降及腱反射改变，受压神经支配区皮肤感觉减退。脊髓型患者可出现肌张力增高，腱反射亢进，并可出现髌、踝阵挛和病理反射等锥体束征。

特殊检查：椎间孔挤压试验阳性、臂丛牵拉试验阳性。

X 线片：颈椎 X 线片可见颈椎生理弧度变直，折屈或反张，椎体边缘骨质增生（后缘增生较前缘更易引起症状）。关节突增生、钩椎关节增生、椎间隙狭窄、椎体滑移及项韧带钙化等。斜位片见到椎间孔中部狭窄可推测神经根受压。必要时需加拍颈椎功能位及开口位片，观察颈椎活动时屈度、椎间孔改变及有无失稳现象。

CT：横扫可见椎体侧后缘增生，小关节肥大，神经根通道狭窄，或颈椎管和横突孔狭窄等，对椎动脉型颈椎病，颅脑 CT 可排除脑萎缩及颅内占位性病变。

MRI：可排除脊髓病变，颈椎间盘突出，并可直接观察椎动脉，对诊断病情有重要意义。

磁共振血管检查（MRA）：可清楚显示动脉全程，显示其受压、折曲或梗阻部位，作为检测椎动脉供血障碍最佳手段。

脑血流检查：可显现供血不足或供血障碍，用彩色多普勒检查枕孔导联，可反映椎动脉血流，有较好的诊断价值。

◆ 理筋手法

1.点穴开筋法：神经根型颈椎病点按天鼎穴（在第六颈椎横突前侧，相当臂丛上干，患者头偏斜45°，向内后按压1～2分钟）、缺盆穴（在锁骨中三分之一后缘，向后内侧按压，相当刺激交感神经星状节，有拇、食、中指麻木感），并弹拨极泉穴。前臂至拇食指疼痛麻木者，医者用拇指在患肘略伸直旋转位左右拨按桡管投影区，即桡骨小头周围，尺泽穴下约2寸处。有前臂至食中指疼痛麻木者，医者用一手拇食指分别拿捏患者前臂桡尺骨之间至腕管处（即曲泽穴下3寸处到大陵穴）。有前臂尺侧至小指疼痛麻木者，可在肘略屈位弹拨少海、神门穴及腕尺管等处。

椎动脉型及交感神经型颈椎病叩击大椎，按揉风池、完骨、率谷、角孙、内关、神门、列缺、膻中等穴。此外，压痛点及索条状阳性反应物，是施用手法的重点。对于椎动脉型颈椎病急性发作期，慎用旋转法和扳法。

轻度脊髓型颈椎病手法以松解项背部为主，可缓慢间断拔伸颈部，以缓解症状。脊髓性颈椎病，出现锥体束征及病理征阳性，禁用手法治疗。

2.按揉弹拨法：患者取坐位，医者按揉、弹拨胸锁乳突肌、斜方肌、肩胛提肌、菱形肌等肌肉，使其充分放松。

3.颈椎提旋法：患者取低坐位，医者站于患者身后，一手肘关节屈曲托住患者下颌，一手托住后枕部，嘱患者放松颈部肌肉，医者两手徐徐用力，将患者头部尽量上提，然后使颈部向一侧做缓慢旋转运动，此时可闻及小关节弹响声（图7-13）。如无不良反应，可再做向对侧旋转。此手法可使椎间孔有所扩大，适用于神经根型颈椎病，应用时要注意必须在上提力量保持的同时进行旋转动作，旋转角度要在颈椎生理活动范围内进行。

4. 颈椎坐位旋转复位法：以向右侧旋转复位为例，患者取坐位，颈稍屈，医者站其身后左侧，用左手拇指顶住患椎棘突，右手肘部托起患者下颌，手掌绕过对侧耳后扶住后枕部，然后慢慢用力将颈椎向上拔伸牵引，并旋转摇晃颈椎数次，再在拔伸基础上，将颈椎徐徐向右旋转至有阻力的位置时，随即做有控制的短暂而快速的旋转扳动，顶推棘突的拇指同时协调用力，用力向对侧挤压（图 7-14），手法成功时，可闻及"喀"的声响及棘突跳动感。

5. 颈椎仰卧旋转复位法：以向左侧旋转复位为例，患者仰卧位，颈稍屈，头伸出床外，助手固定两肩部，医者坐其头前，用右手托住患者下颌，左手掌托其颈部，右手第二、三指按住患椎棘突左侧，然后慢慢用力将颈椎拔伸牵引，并环转摇晃颈椎数次，再在拔伸基础上徐徐向左旋转至有阻力的位置，随即做一个有控制的短暂而快速的旋转扳动，按住颈椎棘突的手指同时协调用力，使劲向右侧按压，可闻及棘突有响声及移动感，表示手法复位成功（图 7-15）。在维持牵引的情况下，将头颈部恢复到正中位置，此法牵引力较大，安全性高。

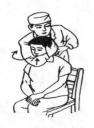 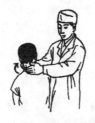 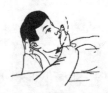

图 7-13　颈椎提旋法　图 7-14　颈椎坐位旋转复位法　图 7-15　颈椎仰卧旋转复位法

四、颈椎间盘突出症

颈椎共有六个椎间盘，椎间盘在退行性变基础上，在一定外力的作用下，纤维环部分或完全断裂，髓核及纤维环突出，其突出物压迫或刺激邻近的组织而产生了相应的临床症状和体征。颈椎间盘突出症是腰椎间盘突出症发病率的十分之一。

根据椎间盘向椎管内突出位置的不同可分为以下三种类型（图 7-16）。

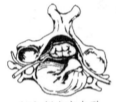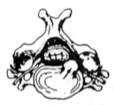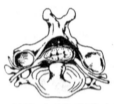

（1）侧方突出型　　（2）旁中央突出型　　（3）中央突出型

图 7-16　颈椎间盘突出的三种类型

（1）侧方突出型：突出部位在后纵韧带的外侧，钩椎关节的内侧，该处是脊神经经过的地方，因此突出椎间盘可以压迫脊神经而产生根型症状。由于颈脊神经受到刺激或压迫，轻者可以出现麻木感，重者可以出现受累神经节段及支配区的剧烈疼痛，该疼痛症状可因咳嗽而加重。患者出现痛性斜颈，肌肉痉挛及颈部活动受限等症状。检查颈椎棘突旁有压痛及上肢放射痛，颈后伸位症状加重，臂丛牵拉试验阳性，椎间孔挤压试验阳性。受累神经节段有运动、感觉及反射的改变，及相应肌力减退和肌肉萎缩等现象。

（2）旁中央突出型：突出部位偏向一侧，而在脊髓与脊神经之间，因此可以压迫二者而产生单侧脊髓及神经根症状。除有侧方突出的症状体征之外，还可出现不同程度的单侧脊髓受压症状，即典型和不典型的布朗–色夸（Brown Seguard）征。

（3）中央突出型：突出部位在椎管中央，因此可以压迫脊髓双侧的腹面而产生脊髓双侧的症状。此型没有颈脊神经受累的症状，在脊髓受压节段或该节段以下有不同程度的长束症状，出现下肢步态不稳，严重者可瘫痪，部分患者可出现鞍区麻痹和排尿困难。

脊髓单侧受压，表现为病变以下同侧肢体张力增加，肌力减弱，腱反射亢进，浅反射减弱，并可出现病理反射，重者可引出髌阵挛或踝阵挛。此外，尚有触觉及深感觉的障碍，对侧以感觉障碍为主，即有温度觉及痛觉障碍，然而感觉障碍分布多与病变水平不符合。

脊髓双侧受压，早期症状可有以感觉障碍为主，也有以运动障碍为主。晚期表现为不同程度上运动神经元或神经束损害的不全痉挛性瘫痪，患者可有胸、腰部束带感，四肢张力增加，肌力减弱，腱反射亢进，浅反射减退或消失，病理反射阳性。髌阵挛及踝阵挛阳性，严重者可有括约肌功能障碍。

X 线片：正位片显示颈椎侧弯畸形，钩椎关节增生，两侧椎间隙不对称。侧位片显示颈椎生理曲线减小，平直或反弓，椎间隙变窄或前后间隙等宽，病程久者可见椎体边缘有唇样增生的现象。

CT：能明确区分椎间盘膨出或突出，突出部位大小及脊髓受压程度等。CT 平扫可显示突出的部位，但因颈椎间盘不如腰椎间盘对比清楚，故常采用造影后 CT，即 CTM，可清楚地显示硬脊膜受压后移，其前方于椎体后缘之间有软组织占位，神经根袖移位亦显示。

MRI：对有合并脊髓障碍者，MRI 不仅可显示硬膜外突出物压迫，还可明确脊髓有无变性等异常信号。

◆ 理筋手法

1. 点穴开筋法：点按风池、大椎、天宗、手三里、列缺等穴，按揉并弹拨痛点。

2. 拔牵法：患者取坐位，医者站于患者身后，两手分别托住患者两侧下颌部，嘱患者放松，缓缓旋转摇晃 6～7 次，再用力向上拔伸时，并做前屈后仰运动（图 7-17）。

3. 坐位推按法（以右侧为例）：患者取坐位，医者站在后侧，以右手手掌按在患侧肩上，左手扶住患者头顶，两手向相反方向牵拉推按（图 7-18），使颈部痉挛的肌肉舒展。

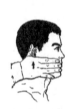
图 7-17 拔牵法

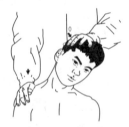
图 7-18 坐位推按法

4. 拔伸顿挫法：患者仰卧，医者一手托住患者后枕部，食中指分别拿握住患椎两侧横突，另一手托下颌，在缓牵 6～7 次的同时，突然顿挫一下。

5. 颈椎旋转复位法：以棘突左偏为例，患者坐于矮方凳上，嘱患者颈部前屈，医者右手拇指顶在偏歪棘突下角，左手托住患者左侧面颊及下颌部，头部略右偏，并向左旋转，助手双手掌重叠，放于患者左颞顶部并下压。当旋转力达到患椎时，三种力量协调进行，以达复位（图 7-19），可闻及响声或偏移棘突向右回位。

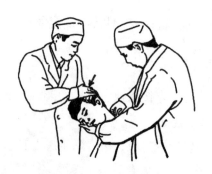

图 7-19　颈椎旋转复位法

五、颈椎管狭窄症

颈椎管狭窄症是中年以后导致颈肩臂痛的常见病之一。因颈椎椎管较胸腰椎管相对间隙较窄，椎管内含有脊髓颈膨大，当颈椎椎管狭窄有骨赘生成时，使颈脊髓受压，而出现神经病根病变及截瘫等一系列临床症候。颈椎椎管在活动中可发生改变，颈前屈时加大，后伸时缩小，其中以下颈段 C5、6 部最为狭窄。

1. 先天性颈椎椎管狭窄症

先天性颈椎椎管狭窄症多由先天发育因素所致，椎管矢状径绝对值在 10mm 以下，又称发育性颈椎椎管狭窄症。此种狭窄多数长期无症状，在伴有颈椎退变时，由于椎管狭窄，使脊髓周围缓冲空间减少，可压迫脊髓产生临床症状。但如果椎管发育相对宽大，同样伴有颈椎退变不稳，也很少产生脊髓受压现象。

2. 退行性颈椎椎管狭窄症

退行性颈椎椎管狭窄症又称获得性椎管狭窄症。50 岁以后，颈椎退变加快，颈椎不稳，导致黄韧带肥厚，局部椎管容积变小，在正常体位，颈椎椎管变化不大，当颈椎过度后伸时，黄韧带皱褶突入椎管，造成脊髓嵌压（图 7-20），或由于椎间盘稳定性差，颈部屈伸时，脊髓硬膜直接与椎体后缘骨赘摩擦或粘连而损伤脊髓，此型引起轻度狭窄即可发病。

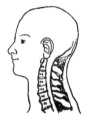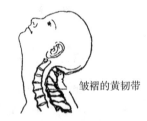

皱褶的黄韧带

（1）正常体位　（2）颈部过伸时，皱褶的黄韧带突向椎管内

图 7-20　颈部活动时黄韧带的变化

3. 混合性颈椎椎管狭窄症

混合性颈椎椎管狭窄症为上述两种因素共同作用而产生。

本症发病引渐，病程持久，感觉障碍进展多在不知不觉中出现，先天性椎管狭窄常因某种诱因而发病，退行性椎管狭窄多为老年人，混合型二者均有。各种类型均表现为硬膜外受压征象，患者表现为颈痛和双上肢麻木无力，步态不稳或有踩棉花感，双上肢软弱无力及笨拙，双手内在肌萎缩或感觉迟钝，多有持物坠落史，由于髓前椎体后缘增生，脊髓受压或黄韧带嵌压，可出现痉挛性瘫痪，上肢肌力减弱及肌肉萎缩，上肢痛、温觉丧失，有的患者可能有大小便功能障碍。由于压迫脊髓，主要体征仍以锥体束征为主。脊髓型颈椎病表现为上运动神经元或下运动神经元损伤的体征，如步态不稳，行走缓慢，肌肉萎缩，肌力减弱，一般多为不全性瘫痪，肌张力一般不高，四肢腱反射亢进，腹壁反射减弱或消失，病理征以上肢的检查（Hoffmann 征）阳性率最高。

运动障碍检查：皮脊束障碍是颈椎椎管狭窄症的典型表现，主诉双下肢肌力减弱，侵犯脊髓后柱时可出现步态异常。患者经常主诉上肢动作笨拙，肌力减弱，痉挛性瘫痪导致手不能快速屈伸，书写困难。锥体束征表现为上肢肌肉痉挛，反射亢进，下肢可表现为不同程度肌力减弱，痉挛，反射亢进，髌、踝阵挛及 Babinski 阳性。

感觉障碍检查：感觉异常以上肢多见，多数症状由于根性受损所致，包括疼痛和麻痹，由于脊髓硬膜外受压，临床上多以颈部及双上肢感觉障碍为主，脊髓后柱被侵犯时可导致振动觉及本体觉消失，可出现共济失调性步态。颈椎椎管狭窄症患者感觉障碍为刺痛或麻木，而无明显的感觉缺失。

X 线片：以侧位片为主，矢状径测量方法，自椎体后缘中点到棘突前缘最近的连线（图 7-21）。直接测量标准 X 线片椎管矢状径以 13mm 以上为正常椎管，11mm 以下为椎管绝对狭窄，11 ～ 13mm 之间为椎管相对狭窄。颈椎 X 线片可见到颈椎曲线改变，曲线变直或反曲。

CT：影像直观率高，可直接测量颈椎椎管的各种径线，并显示其横断面形态，还可以直接观察椎管内情况（图 7-22），及脊髓的大小，排除其他各种疾病，从而得出比较准确的诊断，其缺点是 CT 很难与椎管绝对垂直。

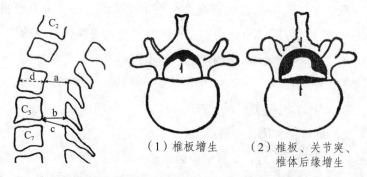

（1）椎板增生　　（2）椎板、关节突、椎体后缘增生

图 7-21　椎管矢径测量法　图 7-22　脊柱附件骨质增生使椎管内径变小

MRI：提供了一种高分辨率的各种方位的影像学诊断方法，可以协助排除椎管内肿瘤、椎间盘突出及脊髓本身的病理改变，提高诊断正常率，但对于诊断颈椎椎管狭窄症有一定的局限性。

◆ 理筋手法

1. 点穴开筋法：患者取坐位，头置于轻度前屈位，医者拿捏患者的颈项部及双侧肩井部数遍。用拇指按揉上胸段夹脊穴并弹拨菱形肌，使颈项背部肌肉得到充分放松。

2. 颈部提牵法：患者取坐位，头部置于略前屈位，医者一手托住患者枕部，另一手肘部托住下颌部，借助患者自身重量，进行对抗牵引（图 7-23），反复进行 2 ~ 3 次。

3. 俯卧间歇拔伸法：患者俯卧，胸下垫枕，头置于轻度前屈中立位，伸出床外，助手固定双肩部，医者坐于患者头前方，双手交叉扣住后枕部下方患椎处，嘱患者放松颈部，进行缓缓拔伸再徐徐放回（图 7-24），反复数次，根据患者狭窄的程度（相对狭窄），在维持拔伸力量的同时，可适当轻轻左右旋转颈部，但角度不要过大，以免加重病情。

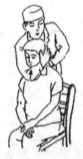

图 7-23　颈部提牵法

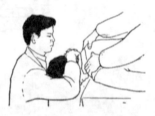

图 7-24　俯卧间歇拔伸法

手法治疗可作为一种早期和辅助疗法，适用轻度脊髓受压者，对椎管绝对狭窄脊髓压迫较重及病理征阳性者不宜。

附：

脊髓内、外定位：无论感觉（脊髓视丘束）或运动（大脑脊髓束）排列由内向外，内层为上肢，最外层为下肢，按此规律，症状从上肢到下肢发展，即下行性麻痹，为髓内病变；从下肢向上肢，即上行性麻痹，为髓外病变。另外，大脑通过锥体束支配脊髓中枢，控制上肢的椎体束排列在脊髓外围，控制下肢的椎体束纤维排在内侧。因此，当颈部脊髓受到外束压迫时，上肢可能发生麻痹，而下肢仍能运动自如。

六、寰枕关节错缝

寰枕关节错缝又称寰枕关节离位。寰枕关节是由枕骨髁与寰椎的上关节凸凹构成的椭圆关节，左右各一（图 7-25），其功能是使头部做轻微的点头和侧屈动作。当头部受到外力作用或协调的动作，使寰枕关节发生离位，而出现临床症状。

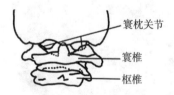

图 7-25 寰枕关节示意图

患者自感头后枕部（相当于枕大神经和枕小神经支配区）疼痛，部分可有眩晕、耳鸣、头痛等症状。做点头动作时出现疼痛并轻度受限。压痛多在枕下项线，乳突、C1 横突、C2 棘突（相当于风府、风池等穴）。

◆ 理筋手法

1. 点穴开筋法：点按风府、风池、天柱、完骨等穴。

2. 摇晃提牵法：医者站于患者身后，双手分开，分别放于患者下颌部及耳后两侧，双前臂下压双肩上部，缓缓摇晃头部后，在相对向上拔伸同时做点头后仰动作。

3. 掌推复位法：患者俯卧略点头，医者站其一侧，双掌分别放于枕后下缘两侧，左右略微摇动后，突然同时用力向前下方顿挫一下（图7-26）。

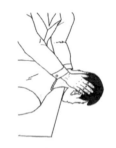

图7-26 掌推复位法

七、寰枢椎关节错缝

寰枢椎关节错缝又称寰枢关节离位，寰枢关节旋转性半脱位。寰枢关节由四个关节构成，两个寰枢侧关节，由寰椎的下关节面与枢椎的上关节面组成；寰齿前关节，由枢椎齿突的前关节面与寰椎的齿突关节面组成；寰齿后关节，位于齿突后面的关节面与寰椎横韧带之间，供齿状突转动（图7-27）。寰椎枢椎的旋转主要靠韧带来维系，横韧带位于齿突之后，可限制寰枢前移。齿状突上部与枕骨髁间有两条翼状韧带可限制寰椎旋转（图7-28），寰枕关节的关节囊都松弛而薄，尤其是后侧寰椎横韧带，仅有其中部的纤维软骨构成关节面，所以，当遇外伤、发育不全、感染等因素时，容易使寰枢椎关节失稳，形成半脱位，或关节面发生轻度错移，形成小关节离位。

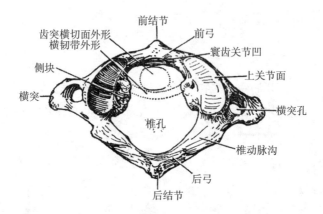

图 7-27　寰枢侧关节、寰齿前关节、寰齿后关节平面图

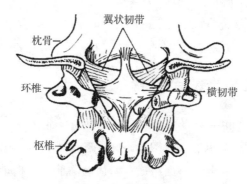

图 7-28　齿状突韧带

　　患者自觉后枕部疼痛，头部旋转俯仰困难，颈部肌肉痉挛以上颈段明显，可在寰枢椎两侧摸到筋节、条索样改变，第二颈椎棘突压痛明显，棘突偏歪，部分患者可有头痛、喉痛、耳鸣、眩晕等症状。检查时要注意咽后壁有无脓肿。

　　X 线片（张口位片）：有齿状突与两侧块间隙改变，齿状突偏移寰枢轴线一侧，寰枢椎外侧关节面不平衡、左右外侧关节面间隙不等宽（图 7-29），则提示寰枢关节半脱位。但由于有的寰枢椎错移程度轻微，X 线片不能显示，旋转移位更难在张口位和侧位片上显示，所以要根据临床体征判断。

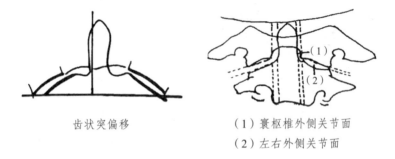

齿状突偏移

（1）寰枢椎外侧关节面
（2）左右外侧关节面

图 7-29　寰枢椎半脱位张口位 X 线片改变

X 线片（侧位片）：正常寰齿关节间隙前后径距离为 3mm（图 7-30），若大于此距离，可诊断为轻度半脱位。正常儿童颈椎活动时，第 2、3 颈椎可以前移，不要诊断为半脱位。

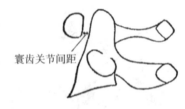

寰齿关节间距

图 7-30　正常寰齿关节间距测量

◆ 理筋手法

1. **点穴开筋法**：点按风池、风府、天柱、肩井等穴。

2. **坐位复位法**：

（1）托提、侧旋：患者取坐位，医者用双手托住患者下颌角，使患者头后方顶住医者胸部，用力向上提之，同时缓缓侧旋其头，先患侧，后健侧，反复 3～5 次，即可复位。

（2）侧转、低头：体位同前，医者用同患侧手托住下颌角，慢慢拉向患侧，在下颌角转至同侧锁骨前缘时停住，另手扶在患者头顶，向前慢慢推之，使其低头（图 7-31），约 2～3 分钟后，功能即可恢复。

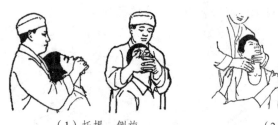

（1）托提、侧旋

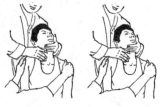

（2）侧转、低头

图 7-31　坐位复位法

3.仰卧复位法：患者仰卧，头伸出床外，助手固定患者双肩部，医者坐于其头前方，一手托其后枕部，食指扣住偏歪棘突，一手托其下颌部，做对抗牵引半分钟，在维持牵引的情况下，慢慢将患者头部向偏歪棘突同侧旋转至 30 度时，扣住棘突的食指略顿挫一下（图

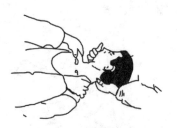

图 7-32　仰卧复位法

7-32），即可闻及复位响声。在维持牵引力下，回复头至中立位。

八、颈肌筋膜痛

颈肌筋膜痛又称颈筋膜炎、纤维组织炎等，是由于损伤、劳累、风寒湿邪侵袭等因素使颈肩部筋肉组织损伤，出现痉挛、粘连、缺血等改变，而引发疼痛。有学者认为，此症的发生多为肌筋膜牵拉缺血所致。这些损害，久之可在软组织内形成（痛性硬结及筋束）激痛点。

本病是引起颈肩痛的常见病。疼痛发作可轻可重，可因寒冷、劳累而加重，也可呈现间歇性发作。检查可发现局部肌肉痉挛，压痛点多位于肌肉、肌腱交界处，肌筋膜边缘及附着点处。触压激痛点症状再现。

1. 夹肌综合征：夹肌起于第 3 ～ 6 颈椎项韧带及上位胸椎棘突，止于乳突外侧及上项线和上 2 ～ 3 个颈椎横突，其作用是当一侧收缩，使头颈向同侧回旋，两侧收缩使头后仰。头夹肌位于胸锁乳突肌的深面，颈夹肌位于肩胛提肌的深面。损伤后表现为颈后部酸痛、僵硬，疼痛可迁延至后头部，持续低头症状可加重。压痛点多位于乳突的外侧深部及第 2 ～ 3 颈椎横突结节处。因夹肌在第 6 颈椎棘突旁与菱形肌、上后锯肌纤维相交叉，其肌筋膜易在此处受两肌的剪力作用而引起劳损，故可在第 6 ～ 7 颈椎棘突外侧缘找到压痛点（图 7-33）。

2. 斜方肌综合征：指原发于斜方肌的疼痛，好发于斜方肌上部肌束，表现为耸肩、抬头、低头及颈部侧屈、旋转等功能受限，损伤部位有明显压痛，并可向肩背放射，临床多见该肌上部纤维变硬，颈根部及肩胛冈上缘可触及（硬结或索状物）痛点（图 7-34）。

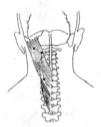
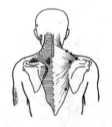

图 7-33　夹肌常见压痛点　　　图 7-34　斜方肌常见压痛点

3. 冈上肌综合征：冈上肌参与肩袖的组成，此征是指其肌腹处的疼痛，激痛点位于肌腹中部，此肌受肩胛上神经支配，肩胛上神经被嵌压时，亦可引起类似疼痛，但较肌肉的激痛点压痛重而广泛（图 7-35）。

4.冈下肌综合征：冈下肌司肱骨外旋动作，亦受肩胛下神经支配，由于肩胛骨在冈下窝处向后膨隆，冈下肌与肩胛间有疏松结缔组织，无滑液囊装置，易产生摩擦而损伤，主要表现为冈下窝及肩后部疼痛，并可向上臂放射，在天宗穴附近可触及硬块及条索状物，压痛点在肩峰之下（图 7-35）。

5.小圆肌综合征：小圆肌起于肩胛骨背面腋缘的上 2/3，向外上方斜行于冈下肌中下方，经肩后部止于肱骨大结节下压迹，形成肩袖的后方，其作用为外旋及内收上臂，在上臂外展时，外旋作用增大。压痛点在肩后壁（相当于肩贞穴上方），局部触之有条索状改变（图 7-35）。

6.肩胛提肌综合征：肩胛提肌起于肩胛骨前面，止于肱骨小结节，其作用是肱骨内收及内旋，受肩胛下神经支配。压痛点多在肩胛内上角，此处为肩部旋转运动应力集中处，易劳损，表现为肩、上臂及颈部疼痛，局部可触及条索状物或结节，亦称肩胛内上角综合征（图 7-36）。

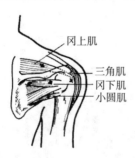

图 7-35 冈上肌、冈下肌、小圆肌压痛点

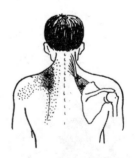

图 7-36 肩胛提肌压痛点

◆ 理筋手法

1.点穴开筋法：点按风池、风府、肩中俞、肩外俞、肩井、天宗、肩贞、风门、阿是等穴。

2.寻找痛点及条索状物：医者在局部用拇指沿肌纤维走行垂直方向施以轻快的按揉弹拨，再沿其走行方向施以按压。

3.颈肩部活动受限者：对于夹肌综合征、斜方肌综合征、肩胛提肌综合征的损伤，要根据其功能受限程度，予以颈部牵张颤推法治疗，具体施用的方向、角度和力量要因人而异，一般以感觉痛处有牵拉感为宜。对于冈上肌综合征、冈下肌综合征、小圆肌综合征的损伤，运用手法治疗时，可配合上肢在内、外旋的动作中进行。

九、前斜角肌综合征

前斜角肌和中斜角肌均止于第一肋骨，二者之间形成一个三角形间隙，容臂丛和血管通过。当斜角肌出现发育异常，肥大痉挛或神经、血管束在其斜角肌肌腹中穿出等解剖变异因素（图7-37）。在受到任何颈部的外伤、劳损、风寒侵袭，或支配前斜角肌的神经受到刺激，都可使斜角肌产生痉挛、肥厚，使三角间隙出口变得更为狭小，出现神经血管束受压征象，即典型胸廓出口综合征病象，导致患侧肩部及上肢麻木疼痛，并向前臂及手部放射，可有正中神经及尺神经支配区无力，患肢肌

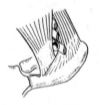
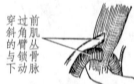
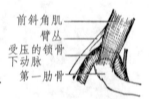

（1）前、中斜角　　（2）神经血管束穿过　　（3）前斜角肌肥大痉挛
　　肌止点交叉　　　　　前斜角肌肌腹　　　　　压迫神经血管束

图7-37　前斜角肌示意图

萎缩，握力减弱，甚至丧失持物能力，重者有肢端坏死。早期患肢发凉、肿胀，晚期患肢苍白、冰冷。本病多见于瘦弱垂肩者，女多于男，右多于左。检查可发现前斜角肌肥大、痉挛或硬化，局部压痛，并向患肢放射，头向患侧倾斜，以使前斜角肌松弛，患肢桡动脉搏动减弱或消失。臂丛牵拉试验阳性，深呼吸试验（阿德森 Adson）阳性。

◆ 理筋手法

1. 点穴开筋法：点按扶突、肩井、缺盆、极泉、风池、手三里、少海，合谷等穴。

2. 拇指按压法：医者站于患者斜对侧，以右手扶于患者头顶对侧，以左手拇指掌面，在乳突下沿胸锁乳突肌后缘向下滑行至第六颈椎横突前侧"天鼎"穴，相当于前斜角肌与臂丛交叉部位停止处，用拇指徐徐向后按压，在按压时右手扶住患者头部向右前侧斜至45°为止，右手逐渐将头恢复至原位（图7-38），左手拇指在原处进行轻柔弹拨。

3. 弹拨按揉法：医者以左手拇指放于右前斜角肌的后方，拇指向前按压弹拨。继而再用右手食、中、无名指端在前斜角肌上按揉数分钟（图7-39），可缓解前斜角肌痉挛。

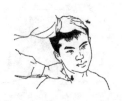 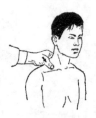

图 7-38　拇指按压法　　　　图 7-39　弹拨按揉法

4. 提牵法：患者取坐位，医者一手掌托患者枕后，另一手掌托下颌，嘱患者放松，徐徐拔伸，并配合头项缓慢前屈后伸左右旋转运动数遍。

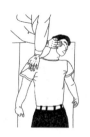

5. 旋推法：患者仰卧，头置于中立位，医者双手交叉，一手按于肩上部，另一手放于患侧头部，将颈项部向健侧缓缓推旋至最大限度数遍（图 7-40）。

图 7-40 旋推法

十、颞颌关节错缝

颞颌关节是由下颌骨的下颌小头与颞骨下颌窝和关节结节构成，软骨盘位于关节腔内，将其分为上下两部。关节盘可随关节活动而轻微移动，张口时随关节突前移，闭口时恢复原位，具有调节关节运动的作用。下颌关节的关节囊松弛，翼外肌两侧同时收缩可使下颌向前移动，一侧收缩可使下颌向对侧移动（图 7-41）。由于碰撞、咀嚼硬物、张口过大或长期用一侧咀嚼等原因，使两侧肌肉在运动中失去协调，关节活动失去平衡，出现关节功能失调或结构紊乱、错移，甚至导致关节软骨面破坏。风寒之邪侵袭、久病体虚及慢性炎症可诱发本病。

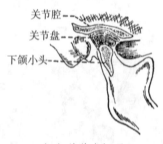

关节腔
关节盘
下颌小头

（1）关节盘切面

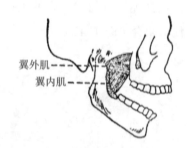

翼外肌
翼内肌

（2）翼内外肌示意图

图 7-41 颞颌关节示意图

此病多发生于一侧，也可累及双侧。外观无畸形，疼痛表现在关节区及周围肌群，疼痛可因咀嚼硬物，受寒而加重。开口受限，咬合不严，在张闭口时，可出现弹响或异常摩擦音，用压舌板轻触扁桃体前方的翼状肌，可以起疼痛，触摸两侧关节间隙不等宽。

中医称本症为颞颌关节离位伤筋。下颌骨位于面部两腮之间，曲似弓形，尾如钩状。本病多由咀嚼硬物或碰撞使颞颌关节损伤而引起的筋位不和所致，其症往往在张口或闭口时接触关节发生响声，并伴有疼痛，外观无畸形，严重者或陈旧性损伤可发现上下牙齿不能完全咬合，下巴骨略向健侧偏斜。因此症多发于中老年人，有下巴勾筋属肾之说。

◆ 理筋疗法

1. 点穴开筋法：点按下关、颊车、翳风等穴，再用两手指在患者两侧颞下关节处做捻、揉舒筋。

2. 摇托法：在患者伤侧口内放入一个杏核大小棉花球，并用臼齿咬住，医者站在健侧，一手自患者头后绕过，按住患侧下颌小头，另一手食指或中指缠消毒纱布，勾住患者门齿向前牵拉摇晃。将勾在门齿的手指撤出，用手掌向上托住下颌骨，使口闭合（图 7–42）。

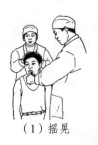
（1）摇晃

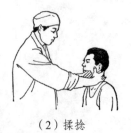
（2）揉捻

图 7–42 摇托法

3.归挤法：医者站在患者背后，嘱患者将口张大，用双手大鱼际按在两侧关节处归挤，余4指托住下颌骨，在归挤时嘱患者将口闭合（图7-43）。

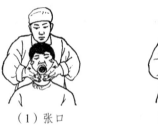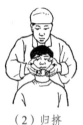

（1）张口　　　　　　　　　（2）归挤

图7-43　归挤法

4.仰卧推按法：患者仰卧床上，先按揉局部肌肉，待放松后，头过伸位于床面上，医者一手按住患者额头部，一手放于下颌前方，向下后方或侧后方（根据移位方向）推按之，用力缓缓持续，遇有阻力或疼痛剧烈时，即可停止，再做局部按摩，反复操作，直到开口正常为止（7-44），复位时，应嘱患者张口配合。

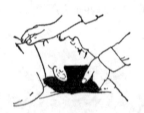

图7-44　仰卧推按法

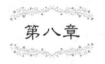

第八章

胸背部病症

一、胸锁关节错缝

胸锁关节是由锁骨的胸骨端与胸骨柄的锁骨切迹相接交构成，关节腔内有一纤维软骨盘将其分为两部分，关节的稳定性主要依靠胸锁间韧带维持。该关节属于多轴关节，可做上下、前后运动（图 8-1）。当肩部受到跌仆、碰撞或遭到猛力牵拉、动作不协调、搬物等因素，使锁骨内端与关节盘没有恢复到正常位置，发生错移，表现为局部肿痛，患肢乏力，伤侧锁骨内侧端凸起，在局部可摸到不平的错移关节面，做耸肩及肩部环转运动时症状可加重，有时在局部可闻及摩擦音。

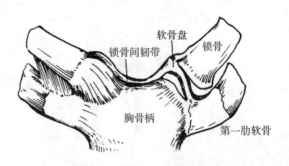

图 8-1　胸锁关节示意图

中医称本症为鸠骨离位，多由跌打碰撞，将肩部推向后方所致。伤后局部肿痛，伤臂只能前伸、后伸、横伸活动，不能高举用力，呼吸、咳嗽觉痛，伤重者，鸠骨高起，凸起部按之可随手而动。

◆ 理筋手法

1. 点穴开筋法：患者取坐位，两手自然下垂，用拇指在局部痛点（阿是穴）或筋节等阳性反应物处施以轻柔的按揉及弹拨，使局部疼痛减轻。

2. 仰卧下压法：患者仰卧，在其背后垫一圆枕，使其两肩后伸，医者立其患侧，两手分别按住患者双肩，适当用力做下压、放松的连续动作，力量渐增，至最大限度时，稍微顿挫一下（图8-2）。

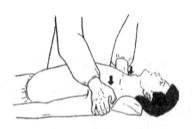

图8-2 仰卧下压法

3. 拔伸法：患者取坐位，助手一手握住伤肢腕部，另一手与患者手及患者手掌对合，并握住拇指，用力向斜后方拔伸。医者站在患者背后，一手自健侧肩上绕过，并用大鱼际按住突出的锁骨胸骨端，用另一手的前臂经伤侧腋下抱住患者，双掌重叠按住伤处，并与助手相对拔伸。再令助手在持续拔伸下，将上肢由斜后方转拉向斜前方，同时医者双手掌用力向下按压（图8-3），伤侧关节可闻及响声，表示复位成功（此法也适用于胸锁关节脱位及半脱位患者）。

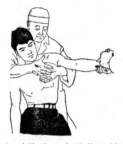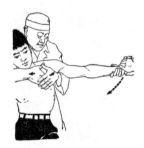

（1）相对拔伸，患肢位于斜后方　　（2）将患肢转向斜前方，同时戳按

图 8-3　拔伸法

二、肩锁关节错缝

肩锁关节（图 8-4）是由肩峰内缘及锁骨外端构成的，参与肩关节约 20°的活动范围。肩锁关节是一个平面关节，关节囊松弛，其稳定性凭借肩锁韧带、喙锁韧带及三角肌、斜方肌腱的附着来加强。当肩部受到外伤（跌扑、撞击）、劳损（举臂过久、提物过重）及抬肩动作不协调等，使锁骨外端离开原位，发生错移，导致肩锁关节错缝。因肩锁关节后上方有斜方肌牵拉，多发生向后上方的移位。劳损所致者，肩峰部隐痛，压痛不明显，伤肩下垂，高举无力。外伤所致者，肩峰部肿胀，局部压痛明显，伤肩不能高举，伤侧锁骨外端明显凸起，按压及旋转时疼痛明显，有异常活动感。

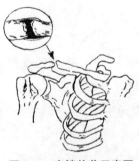

图 8-4　肩锁关节示意图

中医称本症为支骨离位，支骨者，锁骨外头之交接处也。本病多由跌扑，肩部或肘部着地所致。遇有此症，伤肢麻木酸软无力，不能高举，前伸、后伸，被动高举至平肩位置时，可出现疼痛。按压局部觉痛，支骨外头明显凸起，即为此症。

◆ 理筋疗法

1. 弹拨法：拿捏斜方肌上缘，对筋结、筋索等阳性反应物用弹拨法治疗。

2. 提端下压法：患者取坐位，医者站于患肢后面，医者一手掌按在患侧锁骨外端的上面，另一手握持患腕部，肘屈向外环转摇晃 5～6 次，待患侧手转到最低位时，突然向斜上方上提患肢并顿挫一下，同时手掌迅速下压患侧锁骨外端（图8-5）。

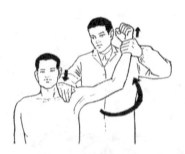

图 8-5　提端下压法

3. 拔伸戳按法：患者正坐，助手站于患者健侧，用布巾兜住伤侧腋下向健侧水平牵引，医者站于伤侧，一手掌心按住所伤关节锁骨外端突起处（四指扶在肩前，拇指在肩后），另一手握住患者腕部，将上肢拔直，环转摇晃 6～7 次。然后用力向后外方拔伸，使伤肢内收，患者手指触到健侧肩部，医者按伤关节之手改用大鱼际按住锁骨端突起处，四指改扶肩后部，使伤臂后伸，拿腕之手缓缓用力将伤臂向斜前方拔伸，同时拿伤关节之手用力向下戳按，关节突起复平，表示已复位（图8-6）。此法也适用于肩锁关节脱位及半脱位的患者。

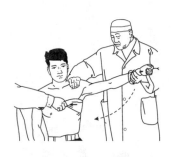

（1）拔伸摇晃后将患肢下垂

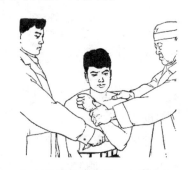

（2）使肘关节屈曲，上臂内收

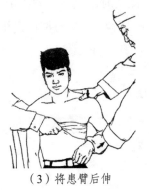

（3）将患臂后伸

（4）将患臂向斜前方拔伸并戳按

图 8-6　拔伸戳按法

三、胸壁挫伤

胸壁挫伤是由直接外力冲击胸壁软组织（筋膜、肌肉）、胸肋关节、肋软骨、肋骨及肋软骨交接处的软组织损伤。胸壁是由肋骨、胸壁固有肌（肋间肌、肋间外肌）、肋间神经、血管及淋巴组织等组成。肋间外肌走行方向是由后上方至前下方斜行，肋间内肌则由后下方向前上方斜行，二肌均附于两相邻的肋骨边缘上（图 8-7）。肋间神经和血管在胸壁均位于肋骨下沟内，至胸前壁分开，分别行于肋骨上、下缘。

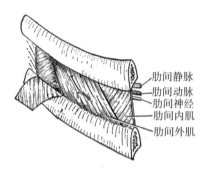

肋间静脉
肋间动脉
肋间神经
肋间内肌
肋间外肌

图 8-7　肋间组织示意图

胸壁挫伤后疼痛明显，疼痛位置固定，疼痛性质多为刺痛。肋间肌挫伤者，呼吸、咳嗽时疼痛明显，患者不敢大声说话；胸大肌挫伤者，患者胸前疼痛，上臂内收疼痛明显；前后锯肌挫伤者，患者胸部疼痛。体格检查提示胸廓挤压试验阴性。疼痛多自受伤之日起逐渐加重，4～7天达到高峰，以后逐渐减轻。

本症属中医胸部怒伤、撞伤范畴。胸壁挫伤可分为两种，伤及筋肉气血，痛无定处，则为挫伤；伤及软、硬肋部，可致软、硬肋分离，痛有定处，为软、硬骨挫伤。体格检查可见局部瘀血、微肿，按之痛甚为挫伤；软、硬骨交接处凹凸不平，按之剧痛，则为软、硬肋移位。

◆ 理筋手法

1.点穴开筋法：患者取坐位，医者按揉两侧支沟、阳陵泉穴各1分钟，按揉患侧掌背第3掌骨远端及两侧间隙（此为胸廓在手部代表区），找到敏感点后，以拇指端着力轻轻按揉弹拨，一般按揉数分钟，以患处发热为宜。

2.分筋捋顺法：胸壁挫伤者在局部肋骨间隙沿肌肉走行方向施以分筋法，再用捋顺手法将肋间肌理顺（图8-8），反复进行数次。

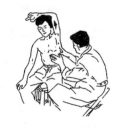

图8-8 分筋捋顺法

3.提端法：患者取坐位（以左侧为例），助手蹲在患者前方，用双手按压患者两侧腹股沟部，医者站在患者身后，双前臂由患者两腋下穿过，双手交叉在患者胸前，抱住患者，将其左右摇晃数次后，再将患者往上提，并嘱之深吸气后，用清洁毛巾捂住患者口鼻并使之身体向右侧倾斜，再向左侧倾斜，同时迅速撤除捂口鼻之手，并将手移至伤处由后向前捋按，同时令患者用力咳嗽（图8-9）。

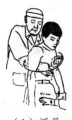
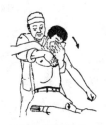
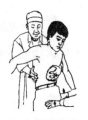

（1）摇晃　　　　　　（2）拔伸旋转　　　　　　（3）捋按患处

图8-9 提端法

四、胸胁迸伤

胸胁迸伤大多是因为搬持重物，身体扭转或咳嗽时，运气不当，致使胸胁气机失调，出现胁下作痛，胸式呼吸运动受限的一种以伤气为主的病症。伤后胸胁部胀满，呼吸不畅，不敢咳嗽，身体转动时疼痛加重。根据损伤的程度，有伤气和伤血之分。所谓伤气是指轻度的肺泡或小支气管破裂，痰中无血。听诊可见呼吸音减弱，X线片检查，轻者可无异常变化，重者可有气胸，并有不同程度肺萎缩及纵隔气肿征象。所谓伤血，是指因肺泡和支气管的破裂而引起的病症，痰中带血或咯血，可有气胸体征，胸部叩诊为鼓音，听诊呼吸音减弱，还可能有湿啰音，气管移向健侧，X线检查可有液气胸征象。

本症属中医岔气，伤后胁下作痛，临证多为气血两伤。伤气者，感胸胁胀满，外无形迹，痛无定处。伤血者，胸胁胀痛，痛有定处。医者用拇、食二指沿肋缘自后向前寻按，伤处按之痛甚，肋挡（间隙不等宽）宽窄不一，中医称之为"并挡"。

◆ 理筋手法

1. 点穴开筋法：医者用拇指点按章门、期门、大包、膻中、日月等穴，伤气者加按手三里、内关、合谷；伤血者加按曲池、内关、足三里、三阴交、肺俞、肝俞等穴数分钟，再用双手掌擦摩两胁部数遍，以理气活血止痛。

2. 扣拍法：患者取站立位，医者站于其背后，令患者深吸气，医者用空掌或空拳在患者背部轻轻拍打，同时嘱患者深吸气，经过反复数次后，症状可消失或减轻。此法适用于单纯性胸胁迸伤者。

3. 提肩拍打法：患者正坐，患侧在右，医者以右前臂自前向后插于腋下，以右前臂向上提拉（即拔伸）肩部，将移位的关节和痉挛的肌肉理顺。随后嘱患者用力大口吸气，医者用左手掌根部叩击右胸背侧患处 1～3 次，在令患者做深呼吸，则疼痛即可消失（图 8-10）。

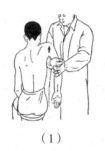　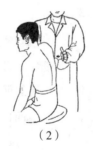　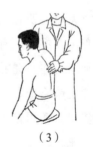

（1）　　　　　　　　（2）　　　　　　　　（3）

图 8-10　提肩拍打法

五、肋椎关节错缝

　　肋椎关节是指肋骨与椎体相连而成的滑膜关节，位于胸椎的两侧，由肋骨小头关节和肋横突关节构成。这两个平面关节是通过横贯两关节的轴做旋转运动（图 8-11），使肋骨随之产生上升和下降的运动。当胸部闪挫、挤压、扭动身躯失调、上肢外展牵拉及胸椎退行性变等，使肋骨的运动超过生理范围而致肋椎关节损伤或错移（图 8-12）。第 2 ～ 10 肋骨多发生上下旋转或稍离肋凹面脱出等位置错移，是因胸椎间盘退变，相邻肋凹相应变小，不能完全容纳肋骨小头所致。第 11 ～ 12 肋多发生上下位置错移，因其关节囊松弛，没有肋横突关节及肋小头关节间韧带，又为浮肋，稳定性差所致。

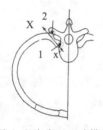　　　　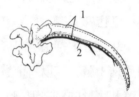

1. 肋骨小头关节；2. 肋横突关节

图 8-11　肋椎关节及其运动轴

1. 点线表示错移肋骨；
2. 粗线表示肋间神经

图 8-12　肋椎关节错移示意图

错移的关节或其周围软组织的急性炎症反应刺激或压迫肋间神经，可引起胸壁肌肉的保护性痉挛或肋间神经痛。出现一侧胸背部疼痛，不敢大声说话及呼吸，疼痛沿肋间神经放射，自觉胸部有"紧束感"，呼吸费力急促，不敢挺胸及转侧，患者呈手捂患胸部、腰前屈及向患侧倾斜步态。如肋椎关节错移发生在第4胸椎左侧，其症状类似"心绞痛"；发生在第8、9胸椎右侧，其症状似"胆绞痛"；发生在第10、11、12肋椎关节，其症状类似"肾绞痛"、肠痉挛；少数患者表现为受损肋间神经支配区的慢性疼痛症状。

体格检查可见相应肋间棘旁肌紧张、压痛，被动活动患侧上肢时症状加重。积累性损伤所致肋椎关节劳损，可在相应胸椎棘旁有压痛或触及阳性反应物，在相应支配内脏区有酸胀痛或不适感，在相应肋间神经支配区疼痛敏感或感觉迟钝。

◆ 理筋手法

1. 点穴开筋法：弹拨、按揉胸椎华佗夹脊穴、阿是穴以及背部膀胱经第1、2条线的诸穴。

2. 颤动挤压法：患者俯卧，胸下垫薄枕，医者用双手大鱼际及小鱼际分别相对置于脊柱两侧肋椎关节病患处，嘱患者深吸气后呼气末时，向前下方对称做快速颤动挤压（图8-13），此时可闻及关节复位响声。

3. 提肩法：医者前臂从患者腋下穿过，嘱其深呼吸，每当吸气终了时上提患肢并随即放下，连续数次，待患者放松，呼吸自然时，仍在吸气终了时，适力迅速上提患肢并立即放下（图8-14）。

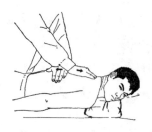

图 8-13　颤动挤压法

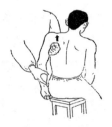

图 8-14　提肩法

以上两种方法适用于中上段肋椎关节错缝者，也可用坐位膝顶法。

4.侧旋推按法：患者取坐位，助手固定患者双膝，医者一手从患胸前扳住患者的右肩，向健侧旋转牵拉，另一手掌根放在伤椎处，当旋致极度时，休息片刻，突然迅速顿挫一下，另一手掌根顺势向前推压（图 8-15）。

5.推扳法：患者俯卧，医者一手扶肩前向后扳拉，另一手掌置于患处向下按压，两手同时操作，两手密切配合，使患处产生前后活动（图 8-16），使错移关节复位。

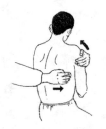

图 8-15　侧旋推按法

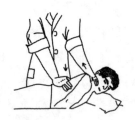

图 8-16　推板法

以上两种方法适用于中下段肋椎关节错缝者，也可用胸椎旋转复位法。

六、胸椎后关节错缝

胸椎后关节是由胸椎相邻关节突之间的椎间关节构成的。

因后关节的关节面呈额状位，接近于垂直排列，因而限制了胸椎前屈后伸的活动，两侧又有肋骨阻挡，使胸椎侧屈运动受到限制（图8-17）。鉴于这些解剖特点，整个胸椎活动除旋转外，前屈后伸侧屈范围都不太大，椎间关节滑膜嵌顿不易发生。

当胸椎过度前屈或前屈位遭到外力作用时，患椎上关节突关节面向前旋转错移，同时下关节突关节面向后旋转错移，形成前倾型胸椎小关节移位。当胸椎过度后伸或后伸位遭受外力作用时，患椎上关节突关节面向后旋转错移，同时下关节突关节面向前旋转错移，形成后仰型胸椎小关节移位，前倾型和后仰型错移多发生在中上段胸椎后关节。当胸椎前屈位遭受旋转外力时可引起小关节向侧方旋转错移，此种损伤多发生于中下段胸椎后关节。

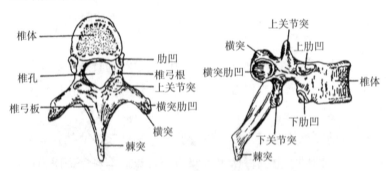

图 8-17　胸椎椎体示意图

伤后轻者仅表现为肋间神经支配范围的不适或疼痛，少数患者可表现为"局限性疼痛"，如第九胸椎小关节右侧错移，常感觉右季肋部疼痛不适，重者可发生肋椎关节半脱位（俗称"岔气"），患者因剧烈的肋间神经痛而手捂患处，不能挺胸和大声说话或深呼吸。亦可出现腹腔脏器功能紊乱，如第1～4胸椎错移，表现为胸闷气急，心烦易躁，胸部有压迫感甚至哮喘以及心悸、心律失常、期前收缩等呼吸和心血管系统的症状；第 5～12 胸椎错移，表现为胃脘胀痛，食欲不振，腹胀腹痛，消化不良，胃蠕动减弱或亢进，甚至诱发胆囊炎、胃溃疡出血等消化系统的症状。

在胸椎棘上及棘间韧带处压痛，棘旁肌紧张，有时可触及阳性反应物。用拇指由上到下仔细触摸胸椎（顶线、间线、旁线），进行比较，患者压痛部位与棘突错移部位相符合。若患椎棘突略隆起，与上椎棘突间隙变窄，与下椎棘突间隙变宽，则为前倾型错移。患椎棘突略低陷，与上椎棘突间隙变宽，而与下椎棘突间隙变窄，则为后仰型错移。X 线片检查，只有 50%～60% 的患者能发现棘突有偏移改变，但可排除骨骼其他病变。

◆ 理筋手法

1. 点穴开筋法：患者俯卧位，医者沿背部脊柱两侧膀胱经及胸椎华佗夹脊穴施以按揉、弹拨法治疗数分钟，使肌肉充分放松。

2. 前倾型错移复位法：患者俯卧，胸部垫一薄枕，双手抓住床头，两助手分别握住患者双肩部及双髂部，缓缓用力做对抗牵引，医者立于患者身旁，双手掌重叠按于隆起的棘突，嘱患者深吸气后呼气末时，用力压向前下方，此时可闻及复位响声。如觉力量不够，医者可用一手拇指或小鱼际抵在侧偏或隆起的棘突上用力向前下方向中心推之，另手由患侧腋下前伸到后背，放在同侧肩胛骨上，两手配合用力扭转患者脊柱上胸段使其复位（图 8-18）。此种方法也适用于中上胸椎小关节向侧方旋转错缝者。

3.后仰错移复位法：患者俯卧，胸部垫一薄枕，双手抓住床头，一助手握住患者双踝，向远端牵拉，医者双手掌分别置于患椎相邻上、下椎棘突处，嘱患者有节律深呼吸，上、下手反复轻缓颤压及推动，形如分开之势，待患者放松，深吸气后呼气末时，双手迅速分别向上和向下方用力顿挫，可觉下陷随之而起（图8-19）。

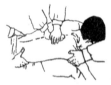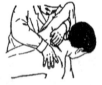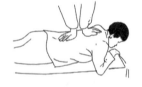

图 8-18　前倾型错移复位法　　　　**图 8-19　后仰型错移复位法**

4.坐位膝顶法：患者端坐，双上肢自然下垂置于身体两侧，下肢屈曲。医者坐在患者身后，患者双手手指交叉相握置于颈项部。医者双手自患者两腋下绕过，分别握住患者的腕关节，右（或左）膝顶住患椎棘突。嘱患者略挺胸，医者双手用力往后下方下压，右（或左）膝同时用力往前上方顶推（图8-20），可闻及关节复位响声。此方法适用于中上胸椎错缝者。

5.胸椎旋转复位法：患者端坐，双手手指交叉相握置于颈项部。助手固定患者双膝部，医者坐于患者身后，一手从后往前自患者腋下绕过放于对侧肩部，另一手拇指放于偏歪胸椎棘突并顶压，嘱患者挺胸，上身尽可能向患侧旋转，医者放于肩部之手协助患者上身向患侧旋转至最大限度时，按于偏歪之拇指用力往健侧顶推偏歪棘突，此时可闻及关节复位响声（图8-21）。此方法适用于中下段胸椎错缝及左右旋转错移者。

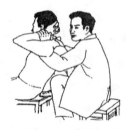

图 8-20　坐位膝顶法

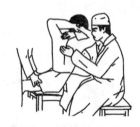

图 8-21　胸椎旋转复位法

七、肋软骨炎

　　肋软骨炎是指肋软骨的非化脓性疼痛和局限性肿胀。胸廓是由肋骨前方借助肋软骨与胸前骨连接而构成的，第 1 ～ 6 肋软骨直接与胸前骨相接，7 ～ 10 肋前端借助肋弓与胸前骨相连，第 11、12 为游离肋。胸大肌和胸小肌也起始于肋骨的前段，肋骨与胸骨间有许多微动小关节存在（图 8-22）。

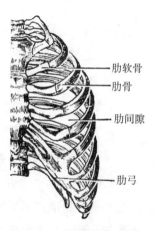

肋软骨
肋骨
肋间隙
肋弓

图 8-22　肋软骨示意图

　　本病多由于直接暴力（跌打、碰撞）；躯体突然扭转或长时间用力，导致微动小关节错移或胸肌附着处渗出、粘连、增厚等改变。患者多有上感史或外伤史，症状轻重不一，多发于第 2 ～ 5 胸肋关节软骨部，少数在第 8 ～ 10 肋软骨部。前肋处微肿疼痛，皮肤不红，边界清楚，上肢用力或做扩胸动作或咳嗽、深呼吸均可使疼痛加重，若伴有关节错移，则关节两侧高低不平。X 线检查可见少数有肋软骨钙化影。

　　中医称本症为前肋包骨筋离位伤筋。前肋有包骨筋左右十二道，遇有跌打、碰撞，或因劳累日久，再遇气急郁闷，可致此症。伤后前肋微肿，胸疼胸闷，重则佝偻难仰，医者以拇食二指自胸骨边缘沿肋骨徐徐触摸，伤处高起压痛，手不能持重物。日久失治或治不得法，则伤处凸起明显，其筋聚坚硬如骨。

◆ **理筋手法**

1. **点穴开筋法**：按揉膻中、阿是、肺俞、膈俞等穴，掌推两胁肋部。

2. **提端戳按法**：患者取坐位。一助手蹲在前方，用双手分别按住患者两腹股沟部。医者站在患者身后，双臂穿过患者两腋，抱住患者。将患者轻轻向上提起，旋转摇晃6～7次；用提端法提起后，速撤双手，用二手掌戳按凸起处；同时医者之胸压患者之背，令患者前屈（图8-23）。

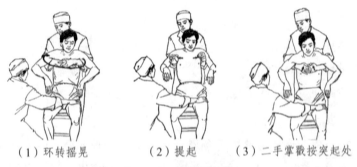

（1）环转摇晃　　　（2）提起　　　（3）二手掌戳按突起处

图 8-23　提端戳按法

3. **拍打法**：以右侧为例。患者取坐位，医者站在患者的患侧，一手扶其肩部，另一手握住腕部，将患侧上肢拉直，环转摇晃6～7次；将上臂高举过头，屈曲肘关节，使伤肢手指触到右肩；医者下蹲呈骑马蹲裆势，扶肩部之手的手背放在胸前疼痛处，轻轻拍打数次；嘱患者咳嗽一声，同时握腕之手迅速将伤臂拉直，拍胸之手迅速翻掌拍打疼痛处（图8-24），此法可连续做两次。

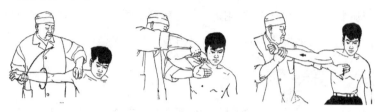

（1）摇晃后将上肢高举 （2）手背置于胸前疼痛处 （3）手掌拍打疼痛处

图8-24 拍打法

八、背肌筋膜炎

本病发生多以菱形肌为主，是引起背痛的一种慢性常见疾病。由于背部肌肉均有筋膜覆盖，肩胛提肌和大、小菱形肌共同悬吊肩胛骨，并协助肩胛骨做旋转活动。当肩部及肩胛骨遭受各种急慢性损伤，或风寒湿邪侵袭等，均可使菱形肌筋肉应力增加，肌肉和筋膜发生无菌性炎症反应，出现水肿、渗出、粘连及纤维性变。

伤后出现项背部疼痛不适，有沉重或背物感，活动后减轻，遇劳累、寒冷、潮湿等症状加重，上肢前伸、后伸、横伸受限，持物无力，疼痛可放射至颈肩部筋肉。肩胛内上缘或肌腹处压痛（图8-25），背部可触及条索状物或肥厚的筋肉组织。

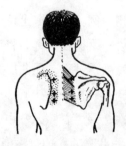

图8-25 菱形肌压痛点

中医称本症为琵琶骨离位伤筋。"琵琶骨者为上载两膀之主骨也，左右各一块"。遇有抻、绰、掀、掰，必伤其骨，或一侧或两侧，伤臂高举、前伸、后背各种活动均感疼痛，不能持力。筋伤日久，必自僵就，酸沉无力，如负重物，经医检查，外无红肿，按之疼痛既为此症。

◆ 理筋手法

1. 点穴开筋法：按揉第 1～10 胸椎旁的夹脊穴、膀胱经第一条侧线、肩胛内上缘至肩胛内下缘连线。

2. 分筋理筋法：医者用拇指与食中二指将疼痛的肌肉或筋膜捏起后迅速放手，由上到下（从第一胸椎棘突旁 2cm 处开始至第十二胸椎平面为止），如此反复 5～7 次后，再用拇指沿菱形肌肌纤维走行垂直方向或阳性反应性处，来回弹拨数次，并沿肌纤维走行方向来回顺压数次（图 8-26）。达到松解粘连，使其筋归其位之目的。

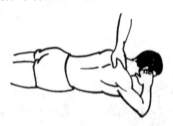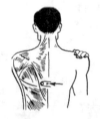

图 8-26 分筋理筋法

3. 拔伸戳按顺筋法：患者取坐位，助手固定患者健侧肩部，医者一手握住患者患侧肩关节，一手握腕部，将伤臂摇晃拔伸6～7次；再以医者之膝顶住患者腋窝，将伤肢拔伸高举；再将伤肢屈肘内收，使伤侧手触及健肩后使伤肢屈肘后伸，同时医者用握肩部之手的小鱼际按住肩胛内缘，用力向前戳按；握腕之手将伤肢向斜上方拔伸，同时握肩之手虎口张开，用食指根及拇指腹用力，沿肩胛骨内缘，由上向下顺筋；最后医者站其健侧，将伤肢屈肘抬高，一手扶其肘，另一手用鱼际或掌根部位捻揉肩胛内缘之筋（图 8-27）。

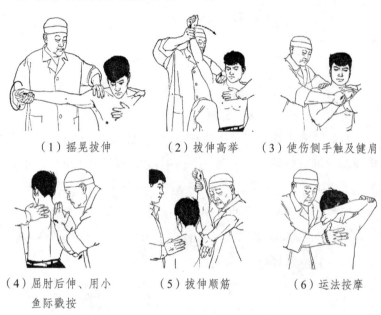

（1）摇晃拔伸　　　（2）拔伸高举　　　（3）使伤侧手触及健肩

（4）屈肘后伸、用小　　　（5）拔伸顺筋　　　（6）运法按摩
　　　鱼际戳按

图 8-27　拔伸戳按顺筋法

4.两侧有伤者，医者站于患者身后，两拇指分别点按伤处，一助手在前，双手握患者双腕，做前伸，高举，平肩；前伸，屈肘，前伸动时，医者同时用拇指揉捻之。

第九章

上肢病症

一、肩关节周围炎

肩关节为人体六大关节中活动范围最大的关节，其活动是由肩锁关节、胸锁关节、盂肱关节、肩胛胸壁关节联合运动而完成（图9-1）。本病又称粘连性肩关节炎，是一种自限性疾病，发病率约占肩痛的15%，是因肩部受到各种急慢性损伤，使肩部周围组织出现创伤性炎症反应，肌肉保护性痉挛及功能活动减少，或复感风寒湿邪侵袭，致使肩关节囊及周围软组织发生广泛性粘连，出现肩关节疼痛和功能障碍为主要症状的一种常见病症。本病多在外伤、受寒的基础上发病，患肩的保护性活动受限或长期固定，也可促进粘连的形成。本病多发于50岁的中老年人，肩部退行性变常为发病的内在因素，主要症状是肩痛与肩关节的功能活动受限。

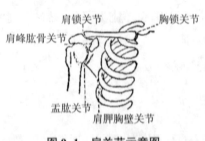

图9-1　肩关节示意图

早期又称疼痛期，呈肩部阵发性疼痛，常因天气变化及劳累而诱发或加重，以后逐渐发展到持续性疼痛，昼轻夜重，夜不能寐，不能向患侧侧卧，肩部受到牵拉时可引起剧烈疼痛。肩关节周围压痛广泛，以肩前上方、肩峰下方的三角肌前缘附着点、肱二头肌短头附着点及结节间沟处为甚，并可向肩及前臂和肩胛区放射。本期疼痛时间一般为几周至 3 个月不等。

晚期又称功能活动受限期、冻结期，由于关节囊及肌肉的粘连，长期废用而引起肌张力降低，且喙肱韧带固定于缩短的内旋位等因素，可使肩关节各个方向的主动和被动活动均受限，尤其在外展、后伸、内旋、内收时受限明显，特别是肩外展时，出现典型的扛肩现象，此时患肩疼痛感觉可逐渐减轻，但梳头穿衣服等动作均难以完成。严重时屈肘时不能摸肩（肩部僵硬鉴别，肘屈 90°向侧面拉离困难），日久三角肌可出现不同程度的失用性萎缩。

X 线检查主要排除骨质病变。

中医称本病为老膀缝、漏肩风等。由于筋伤日久，失治或误治，活动不够，或筋伤复感风寒湿邪，受凉夹气，气血凝滞，气郁不畅，聚在肩部，筋僵痉挛作痛，则成此症。其表现为膀骱僵硬，动转受限或失灵，不能前伸、后屈、高举，疼痛不息，夜间尤甚，辗转不能入寐。膀骱前、后、上缝疼痛，按之痛甚，日久筋痿肉缩，穿衣困难，梳头不能，肩外无肿胀。手臂横伸过头，伤不出一月；手臂横伸过膀不过头，伤已四月；手臂横伸不过膀，伤已有六月。

◆ 理筋手法

根据治筋喜柔不喜刚的原则，理筋手法要轻柔和缓，刚柔相济，循序渐进，不可生硬粗暴，急于求成。

1. 点穴开筋法：点按风池（向下方点按）、肩井、风门、天宗、患侧肩髃、曲池、内关、外关等穴位，弹拨列缺，手麻点支正（拇食指无感觉向外移动，小指无感觉向内移动）穴。刘老前辈经验：托肘用三指点小海、少海、肘髎三穴，再用双手对指尖点肩临穴（腋前后中点凹陷处），伤臂自起。

2. 患者取坐位，助手一手托住患肘，使患肩外展位，医者双手从腋窝下开始，沿肩前、上、后缝处及周围，先做上、下弹拨按揉，再做左右弹拨按揉，使诸筋散开。

3. 将筋法：医者站于患者患侧，一手握其腕，一手由肩内侧开始向下将到手指端，依次将拇指、虎口、食指、中指、无名指、小指，每指将两次，再揉捻诸指尖（图 9-2）。

4. 抖散法：患者取坐位，助手握住患腕拔直，医者用双掌夹住患肢，先从肩部起上、下抖散至腕部，再从肩部起前后抖散至腕部（图 9-3）。

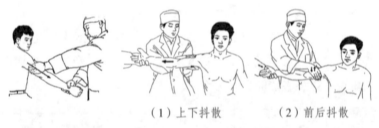

（1）上下抖散　　　（2）前后抖散

图 9-2　将筋法　　　　　　图 9-3　抖散法

5. 摇晃屈转法：医者站于患者患侧肩后外方，用一手握住患肩，拇指在肩后，余四指在肩前，另一手握住伤臂腕部，在拔伸牵引下，摇晃上肢 6 ～ 7 次。握肩之手改放到腋下，向健侧用力撑之，握腕之手，移至前臂远端，两手同时用力，相对拔伸，以伤臂外展最高位置为度。保持拔伸力量，使上肢下垂，并屈肘，患手触健肩。医者腋下之手撤出，改按肩部，另一手之肘部托患者之肘，使患手从头顶绕至患肩，绕头时肘部应尽力竖起，患手尽量向后。绕头活动 6 ~ 7 次，将患臂向前上方拉直，同时医者在肩部之手拇指揉捻患肩（图 9-4）。

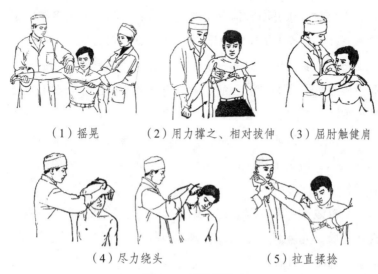

（1）摇晃　　　（2）用力撑之、相对拔伸　（3）屈肘触健肩

（4）尽力绕头　　　　　　（5）拉直揉捻

图 9-4　摇晃屈转法

6. 提抖法：医者站在患者的患肢肩外侧，用双手握住患肢腕部，将患肢缓缓向斜上方提起牵拉（图 9-5）。牵拉时要先沉肩垂肘，以患者能够忍受为度。

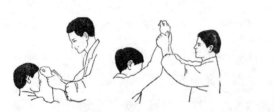

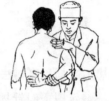

图 9-5　提抖法　　　　　　　**图 9-6　被动后扳法**

7. 被动后扳法：医者站在患者患侧稍前方，一手握住患侧

腕部，并以肩部顶住患者患侧肩前部，使患者屈肘，患手尽量向后背，可上下颤动数次（图9-6）。

二、肩关节错缝

本病多发于儿童，有"牵拉肩"或"肩关节假性脱位"之称。肩关节是全身各关节中活动范围最大、最灵活的关节，因其关节囊与韧带相对松弛且薄弱，关节的稳定性差。当肩肱关节过度外展、外旋牵拉，或猛力提重物时，使肩肱关节间隙突然增加，肱骨头向下方错移，关节内产生的负压作用，将关节下方松弛的滑膜吸入关节间隙中，或使关节盂缘下部嵌夹在关节间隙内，被关节挤住不得脱出。肱二头肌长头腱由不太深的结节间沟中滑出后，不能自行复位，亦为发病原因之一。

本病以引起肩关节功能活动障碍为主，多有上肢牵拉、过度外展或提物过猛史。成人可出现肩部隐痛伴不适感，肩关节功能无明显障碍，但活动时有痛感，尤以做后背及内收动作时最为明显。主动活动和被动活动肩关节时，可闻及摩擦或碾轧音响。患侧肩缝比健侧肩缝略宽（肩峰与大结节之间的缝隙略宽）。临床表现为上肢不能上举、内收和外旋，患肢不活动不痛，动则剧痛，无碾轧或摩擦音，肩关节前外方及腋下有压痛。因上肢不能抬举，与小儿"桡骨小头错缝"症状类似，临床应予鉴别。

◆ 理筋手法

1.摇晃牵抖法：医者一手扶住患者肩部，另一手握其肘后，顺时针或逆时针摇动上肢数次，然后双手握其腕部，牵拉上肢做上下抖动。

2.相对牵拉法：患者坐位伸肘，医者一手握其前臂下方，另一手前臂放于患者腋下，向上提举，握前臂之手向下牵拉，此时患者肩关节可自然上下旋动数次（图 9-7），以纠正错缝。

3. 环转牵拉法：患者取坐位，医者一手放于患者患侧肩上，用拇指由肩外向后方推之，另一手握住患者腕部，沿患肢纵轴略向远端牵拉的同时使患肢前伸，做上举、外展、后伸、下垂为一周的连续动作（图 9-8）。

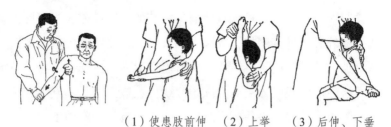

（1）使患肢前伸　（2）上举　（3）后伸、下垂

图 9-7　相对牵拉法　　　　　　**图 9-8　环转牵拉法**

三、肩袖损伤

肩袖损伤又称冈上肌腱综合征。肩袖由冈上肌、冈下肌、小圆肌及肩胛下肌组成，肌腱止于肱骨大小结节并相互融合，该腱袖形如马蹄状，有悬吊肱骨头的作用。约 60% 的肩痛是由肩袖损伤引起的，冈上肌是肩袖的主要组成部分，其可协助三角肌使肩关节外展，当冈下肌和小圆肌收缩时，可使肱骨外旋；肩胛下肌收缩时，使肱骨内收、内旋，称为旋转腱袖。当肩部外展活动时，冈上肌腱长期遭受损伤或过度活动，均可导致肌腱纤维出现炎性反应，发生退行性变。冈上肌腱介于肩峰与肱骨大结节之间，上与肩峰下滑囊，下与肩关节囊紧密相连，并通过二者之间狭小间隙（图 9-9），特别是当继发三角肌下滑囊炎时，其间隙更小，在肩外展 60°～120° 时，增厚的冈上肌腱和滑囊受到明显挤压而产生疼痛，此范围称疼痛弧（图 9-10）。一旦冈上肌发生

病变，可波及至整个肩袖，给肩部活动带来不同程度的功能障碍。长期受压、磨损或退变，可导致冈上肌腱钙化，甚至断裂。

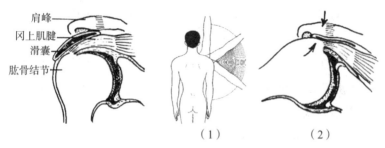

图 9-9　冈上肌腱示意图　　　图 9-10　肩外展疼痛弧

　　肩袖损伤主要表现为患肩外侧疼痛，并可扩散到三角肌附着点处，疼痛可放射到颈肩部，或前臂及手指。本病的主要特征为患肩外展 60°～120°范围内肩部疼痛剧烈，若外展小于 60°或大于 120°时，关节活动正常且无疼痛，因此有人称本病为疼痛弧综合征。压痛点局限于冈上肌腱抵止部之大结节处，前方肱骨结节间沟处也可有压痛，压痛点可随着肱骨头旋转而移动，说明病变部位局限于肩袖。在被动活动肩关节时，可出现摩擦音，若有碾轧音或弹响声，可诊断为肩袖破裂。患肩抗阻力外展与内、外旋转时疼痛，日久可导致肩部肌肉萎缩，以冈上肌、三角肌、冈下肌最常见。肩袖损伤的特点为主动活动受限明显，被动活动受限不明显。

　　肩袖损伤和肩峰下撞击综合征可互为因果。冈上肌损伤往往伴有肩峰下撞击征，在稳住肩胛骨的同时，将患肩大幅前举，可导致大结节与肩峰发生撞击，也是导致肩袖损伤的重要原因之一。肩峰下撞击综合征多发于年纪较大，长期过度使用肩关节及肩峰发生骨质增生，或肩袖力量较弱的人。临床主要表现为肩关节在外展、上举过程中会有明显疼痛，但手部仍有力量。

肩峰下撞击试验：患者取坐位，前屈肱骨头至 90°并曲肘 90°，然后强制内旋肩关节疼痛加剧。

上臂坠落试验：被动抬高患肢 90°～ 120°范围内，撤去支持，患肢不能自主维持原位，而迅速下坠并引起肩痛者为阳性。

空罐翻转试验：双肩外展 90°，肘伸直，前臂弯曲旋前（拇指朝下），检查者在患者前臂向下施压，并嘱患者抗阻力外展肩关节，两侧对比力量减弱为肩袖或冈上肌腱病变。

超声检查可提供清晰的肩袖影像，对全层损伤及部分损伤有很高敏感性和特异性。MRI 可更为直观观察肩袖肌腱，是诊断肩袖损伤常用方法，可将二者区分。

本症属中医膀缝伤筋，膀缝为上肢用力、动转之主腧，为肩部肌肉最易损伤之处，有三缝之说，即上缝、前缝、后缝。肩袖损伤和肩峰下滑囊炎则属膀缝伤筋中的上缝筋伤。上缝筋肉损伤是由于上肢突然高举所致，称掀伤。损伤后肩部上方疼痛、压痛，肩部酸软无力，前后伸均可，但在外展高举时疼痛增加。肱二头肌长、短肌腱，三角肌前束损伤及肌腱炎，则属于前缝伤筋，是由于上肢突然后伸所致，前缝筋肉损伤称闪伤。伤后肩前部疼痛和压痛，上肢后伸、外展疼痛加剧，前伸和高举时疼痛较轻。肱三头肌长腱，冈下肌、小圆肌、肩胛下肌损伤属于后缝伤筋，是由于上肢突然前伸所致，后缝筋肉损伤称掫伤。伤后肩部后方疼痛和压痛，上肢前伸、外展时疼痛加剧，后伸、高举时疼痛减轻。肩部筋肉损伤后局部很少肿胀，疼痛多发生在上肢活动时，如不及时治疗，可发展成"老膀缝"。

本症多发于中年以后，肝肾亏虚，气血不足，筋脉失养，在此基础上肩部筋伤及局部感受风寒湿邪，而导致肩部筋肉疼痛，关节活动不利。

◆ 理筋手法

1.点穴开筋法：按揉秉风、肩髃、肩髎、臂臑、手三里等穴。

2.按揉弹拨法：患者取坐位，医者位于患者病侧与患者并排，面向前，医者以左手前臂自后侧插于患者腋下，右手持患腕。两手做对抗牵引，牵引时将前臂向前旋转，徐徐下落。医者两膝分开屈曲，将患腕夹于两膝之间，同时医者用插于腋下的左前臂将患上臂向外侧牵拉，使肱骨大结节突出。医者用右手拇指掌面压于肱骨大结节前下方，用力向后上部按揉、弹拨冈上肌肌腱后，两腿松开夹住的手腕。医者用两手握患腕（患者掌心向前）向上拔伸，并向前向后活动其肩关节数次（图9-11）。

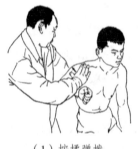 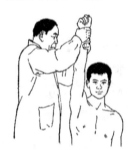

（1）按揉弹拨　　　　　　　　　（2）向上拔伸

图9-11　按揉弹拨法

3.拔伸捻揉法：患者取坐位，助手用布巾兜住伤腋，略向健侧水平牵引，医者一手垫在患侧腋下，拇指竖起，向上提起，一手握住患者腕部，向下用力拔伸。再使上臂内收、屈肘，使手触之健肩。握伤臂之手绕过头顶，将伤肢向斜前上方拔伸，同时触肩之手大鱼际在患处向下戳按。然后将肘部竖起，医者用拇指揉捻肩部上方（冈上肌腱处）之筋肉（图9-12）。

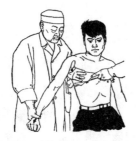

（1）相对拔伸、牵提冈上肌

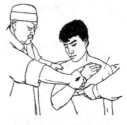

（2）屈肘摸健肩

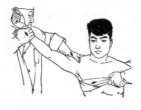

（3）向斜前上方拔伸

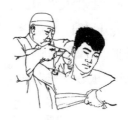

（4）捻揉肩上筋肉

图 9-12　拔伸捻揉法

4.颤筋法：治上缝伤筋较重者。助手站于患者健侧，用布巾兜于患肢腋下，医者站于伤侧，双手握住患肢腕部，将患肢向斜下方做对抗拉直，嘱其放松肌肉，将患肢用力上、下颤抖（图 9-13），使颤抖力作用于患肩部。

5.顺势拔牵法：患者仰卧，患肩略外旋伸直，医者位于患侧，两手握住患腕上方，顺势缓慢拔牵肩部数次。

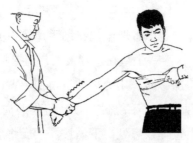

图 9-13　颤筋法

6.推揉松解法：患者仰卧，患肩外展，医者双掌交叉，用掌根在肩前部做搽动推揉数遍。再双手重叠用指端弹拨按揉胸小肌（图9-14），此二法也适用于肩峰下撞击综合征。

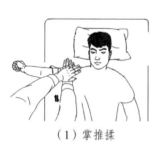
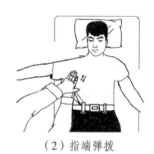

（1）掌推揉　　　　　　　　　（2）指端弹拨

图9-14　推揉松解法

有学者认为，对肩袖部分破裂者，可予以肩部前屈、外展、外旋位固定3～4周，随后进行肩关节功能锻炼，亦可收到良好疗效。

四、肩峰下滑囊炎

肩峰下滑囊介于三角肌与冈上肌之间，又称三角肌下滑囊。此囊分为肩峰下和三角肌下两部分，二者在幼年时中间有膈，长大后合为一个。该滑囊将肱骨大结节与三角肌、肩峰隔开，其主要功能是使肱骨大结节不致与肩峰下发生摩擦（图9-15）。当肩关节外展内旋成直角时，此滑囊随肱骨大结节的运动滑入肩峰下方而不可见，肩峰下滑囊对肩关节功能十分

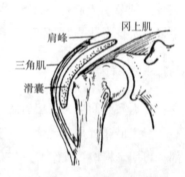

图9-15　肩峰下滑囊示意图

重要，有"第二肩关节"之称。

当肩部遭受直接撞击或肩部外展时受间接外力损伤，可造成急性肩峰下滑囊炎。肩部运动过度及慢性劳损或风湿病，可产生滑囊水肿、增厚等无菌性炎症，或使滑囊壁内发生粘连。肩峰下滑囊炎的发生，多继发于邻近组织的病变，如肩部肌肉损伤、劳损或冈上肌腱炎等。因为冈上肌肌腱位于肩峰下滑囊的底部，当冈上肌腱发生慢性劳损或退行性病变时，肩峰下滑囊必然同时受到影响，当肩峰下滑囊有病变时，也隐藏着冈上肌腱的疾病。钙化性冈上肌腱炎在急性期能破溃至滑囊而引起急性滑囊炎，称钙化性滑囊炎或钙化性假性滑囊炎。

肩峰下滑囊炎急性发作时，肩外侧面出现广泛疼痛及运动受限，活动时局部疼痛加重，尤以做上臂外展、内旋动作时，疼痛剧烈。急性期外伤数日后，可出现滑囊炎症状，因滑囊积液增多，可见三角肌前缘呈圆形肿胀。慢性发作时，疼痛多不明显，疼痛常放散到三角肌止点，对肩关节活动有一定影响。早期肩部活动受限较轻，日久与肩袖发生粘连，而出现肩部功能障碍。肌肉萎缩以冈上肌和冈下肌出现较早，晚期可出现三角肌萎缩。体格检查时，可在肩峰下有局限压痛，当肩外展时，肱骨大结节引入肩峰下，此时压痛不能检出。X 线检查，少数患者在肱骨大结节上有钙化阴影。

◆ 理筋手法

1. 点穴开筋法：点按肩髃、肩髎、臂臑、曲池、合谷等穴。

2. 患肢稍外展，医者一手托肘部，一手用拇指按揉大结节部，再用掌根按揉大结节及三角肌处，以局部微热为度。

3. 对有关节粘连而致关节功能受限者，医者一手扶患肩，一手托患肘，在略拔伸下进行患肩各方位的缓慢被动运动，逐渐改善关节活动范围。

4.按揉弹拨法：见上文（图9-11）。

五、肱二头肌长头肌腱腱鞘炎

肱二头肌长头肌腱在其腱鞘内与腱鞘长期磨损、退变，产生炎性粘连，称肱二头肌长头肌腱腱鞘炎。肱二头肌长头肌腱经肱骨结节间沟，进入肩峰下间隙，向上内止于盂上粗隆，它在肩关节内是随肱骨头的运动而滑动（图9-16）。结节间沟先天或后天不光滑，沟底部骨质增生，沟床变浅，以及其他肌肉病变造成肩部不稳等，均可增加肌腱与腱鞘反复摩擦；或肩关节突然外展、外旋超常限度运动，使长头肌腱受到牵拉而损伤。长期体力劳动，也可造成长头肌腱的磨损，而引起炎症反应。

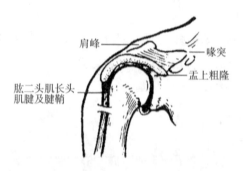

图9-16　肱二头肌长头肌腱腱鞘示意图

此外，肱二头肌长头肌腱一部分在肩关节腔内，一部分在肱骨大结节内，其腱鞘与关节腔相通，任何肩关节的炎症都可导致腱鞘炎。久之，腱与腱鞘之间可出现纤维性粘连，使肌腱滑动发生障碍，甚至不能滑动，严重者肌腱可断裂而与腱鞘粘连。

本病的主症为肩痛和肩关节活动受限，可为急性或慢性。急性者可有一次急性外伤史，主要表现是患肩肱骨结节间沟部疼痛，可牵扯到上臂前侧，并向全关节及三角肌放射，夜间加重，休息减轻。肩关节活动受限，尤以后伸活动明显，肩前屈或外展时疼痛减轻。患者常以手托肘，限制肩部活动，提物时可引起疼痛。慢性者多发生于40岁以上，逐渐发病，疼痛多局限于结节间沟处，肩关节活动以外展再后伸时疼痛，其他方向活动多不疼痛。检查时结节间沟处有局限压痛点，上臂外展再做后伸时引起疼痛。抗阻力试验阳性，即当抗阻力屈肘及前臂旋后时，结节间沟处出现剧烈疼痛。内旋试验阳性，即肩内旋后伸结节间沟处疼痛（因肱二头肌长头腱在结节间并不能主动活动，屈肘及前臂旋后仅能使其紧张，不如在肩后伸时长头腱在结节间沟中摩动的试验更为明显）。本病单纯发病少见，常与肩袖损伤等并发。

本症属中医膊前缝伤筋，是由于上肢突然后伸（闪伤）所致。伤后肩前部疼痛和压痛，上肢后伸、外展疼痛加剧，前伸和高举时疼痛较轻。

◆ 理筋手法

1. **点穴开筋法**：按揉肩髃、肩髎等穴。

2. **理筋顺筋法**：患者取坐位，医者用拇指以患者结节间沟为重点，在长腱处轻柔弹拨，再沿肌腱走行方向捋顺。

3. **拔伸戳按法**：患者取坐位，助手用治疗巾兜住伤腋，医者一手握住患肩，拇指在肩后，四指在前，并用中指按住肱二头肌长腱处，另一手拿腕，与助手做对抗牵引，将上肢拉平，旋转摇晃6～7次；握肩之手垫于伤侧腋下，拇指竖起贴于肩前伤处，向上提之，拿腕之手改拿前臂，将上肢下垂，向下用力拔伸；保持拔伸力量，屈肘并使上臂内收，使手触及健肩；将上肢托平，左右摆动6～7次；将伤臂后伸，医者握肩之手拇指按住伤处，向后戳按，拿前臂之手将伤臂向斜前方拔伸；保持屈肘，伤患肢之手绕过头顶，放在头后，并将肘部竖起，医者用握肩之手指，揉捻肩前伤处（图9-17）。

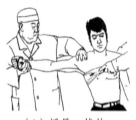
（1）摇晃、拔伸

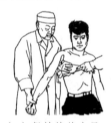
（2）保持拔伸力量
将上肢下垂

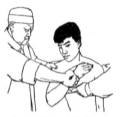
（3）屈曲肘关节使
手触及健肩

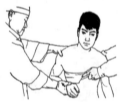
（4）上臂后伸

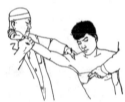
（5）向斜前上方拔伸

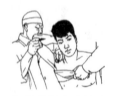
（6）捻揉肩前筋肉

图9-17　拔伸戳按法

4.肩部搓揉法：患者取坐位，医者两手分别放于患肩前后，施以搓揉活动（图9-18）。

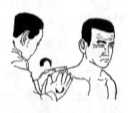

图9-18　肩部搓揉法

六、肱二头肌长头肌腱滑脱

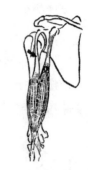

肱二头肌长头肌腱位于肱骨结节间沟骨纤维管内，只有纵向滑动而无左右摇摆，尤以上臂外展外旋时滑动范围最大，肌腱有滑膜包绕，并有横韧带覆盖（图 9-19）。

临床上将肱二头肌腱滑脱分为习惯性和外伤性两种。

图 9-19　肱二头肌长头肌腱滑脱的方向

1. 习惯性滑脱

习惯性滑脱多见于先天性小结节发育不良，结节间沟内侧壁坡度变小，或因中年以后关节发生退行性变，胸大肌和肩胛下肌抵止部撕裂或松弛，肱二头肌长头肌腱迟缓或延长，结节间沟底部骨质增生、沟床变浅等，均可引起肌腱经常滑脱。习惯性滑脱多属于慢性，一般有轻微外伤史，滑脱后局部肿胀、疼痛，上臂无力，活动受限。当肩部外展、外旋、后伸活动时，肱二头肌腱长头滑于小结节之上，可在肩头处摸到有肌腱滑动，且能听到弹响声，如不及时治疗，可产生肌腱炎，使局部粘连，经常发生疼痛。

2. 外伤性滑脱

当上臂突然外展外旋时，将保护肱二头肌长头肌腱的软组织撕裂，使长头内侧壁的防护作用减弱，而使长腱滑动于结节间沟的内缘之上。此种损伤多见于肩关节损伤的并发症，如关节脱位、肱骨大结节或肱骨外科颈骨折等损伤，一旦关节脱位整复，骨折复位，则滑脱之肌腱也随之而复位。急性外伤亦可将结节间沟前侧横韧带撕裂，使长头肌腱滑脱，或使肱二头肌长头肌腱与肌联合附近的较粗部位嵌于腱管内。

临床表现为肩前部疼痛，上臂呈内旋位，肩肱关节功能丧失，仅肩胸关节活动存在。走路时患侧上肢不能前后摇动，常以健手托住患肢前臂，保持肘关节处于屈曲位，以减少因活动患肢和上肢重量所造成的疼痛。体格检查时在肱二头肌长头肌腱处有明显压痛和肿胀。肩关节活动受限，在外展外旋活动时可触及肌腱滑动，听到弹响音。

可嘱患者双手各提 2kg 重物，双肩极度外旋且上举过头，检查者手指放在肩头，即肱二头肌长头肌腱表面，当两上肢在冠状面上缓缓放下至 90°～ 100°时，肌腱紧张，则向前滑脱，此时可摸到肌腱弹跳感或听到弹响声。同时患者感到肩部和结节间沟处剧痛，证实肌腱滑脱存在。X 线片可排除骨折及关节脱位。

◆ 理筋手法

1. 点穴开筋法：按揉肩井、肩髃、臂臑、曲池、合谷等穴。

2. 肱二头肌长头肌腱滑脱复位法：医者坐于患者对面，右手拇指放于三角肌前缘中部，用力抵住肱骨颈部（肱二头肌长头肌腱头处），左手握患腕上部，患腕掌心向下，肩外展 60°，前屈 40°，医者两手对抗牵引，在牵引下将患者前臂逐渐旋后，并把肩放回至 40°外展位，使放下的前臂尽量旋后。此时，右手拇指掌面用力向外向上推按滑脱的肱二头肌腱，同时左手握住患肢做急剧旋前活动，滑脱的肌腱被推回原位（图 9-20），随后用拇指或两手掌分别在肩前后侧旋转按揉。

3. 如肱二头肌长腱嵌入于腱管内，可将右手拇指放于肱二头肌与腱联合处施行弹拨法，将嵌入腱管内的肌腱向外拉出。

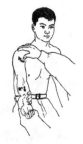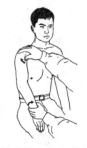

（1）将患肢牵拉旋后　　（2）推按滑脱长腱并使前臂旋前

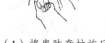

图 9-20　肱二头肌长头肌腱滑脱复位法

七、肱二头肌短头肌腱炎

肱二头肌短头肌腱起于肩胛骨的喙突，与喙肱肌并行，向下与肱二头肌长头肌腱相合成一个肌腹，向下延续成肌腱，大部分止于桡骨结节，内侧部分移行于前臂深筋膜，其主要作用是屈肘和屈肩关节，短头还有使上肢内收的作用。

当肩关节过度外展和后伸时，肱二头肌短头肌腱附着于喙突部位被牵拉发生撕裂损伤，或短头肌腱附着点附近和大小结节周围反复磨损，肌腱发生退行性改变，使肱二头肌短头肌腱和喙肱肌产生损伤性炎症。短头肌腱损伤后，可发生肿胀、变硬、挛缩等改变，而引起肩痛和功能障碍。若复感风寒侵袭，可使症状加重，若治疗不当，日久可诱发肩周炎。

患者有肩部急慢性损伤史，伤后喙突部疼痛明显，患者上举、外展、外旋、后伸时疼痛加剧，内收、内旋位时疼痛可以缓解。喙突部压痛，可摸到肿胀或粘连的肱二头肌短头肌腱。

肱二头肌短头肌腱抗阻力试验：肘关节屈曲，略外展后伸抗阻力，喙突部出现疼痛加剧为阳性。

◆ 理筋手法

1.点穴开筋法：点按缺盆、云门、曲池等穴。

2.弹拨理筋法：如有粘连，医者一手握住患者的患腕部，将肘关节屈曲，肩关节呈外展后伸略外旋位，将肱二头肌短头肌腱拉紧，另一手拇指垂直于该肌腱方向进行弹拨，再沿肌腱走行方向施以理筋法（图 9-21）。

3.顿筋法：治前缝疼痛较重，筋肉挛缩者。医者站于患者斜前方，用右手虎口按住肩部前方，左手握住患者右手食、中、无名、小指，并将患者右手搭在患者右肩，肘部抬高。然后用力将上肢向右斜前下方拔伸（图 9-22），可反复施行 3 ～ 4 次。

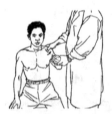

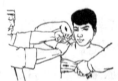
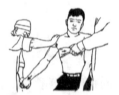

（1）肘部高抬　　　　（2）向斜前下方拔伸

图 9-21　弹拨理筋法　　　　**图 9-22　顿筋法**

4.拔伸戳按法：按长头伤处之手，改按短头伤处（图9-17）。

八、肘关节扭挫伤

肘关节扭挫伤是指肘关节因扭挫而引起的周围软组织损伤，该关节损伤后，治疗不及时或不当，常遗留关节活动障碍。

肘关节的主要功能是前臂的屈伸和旋前旋后运动，肘关节囊前后壁薄弱而松弛，肘部的两侧有肱骨外上髁前臂伸肌总腱和肱骨内上髁屈肌总腱附着，肱三头肌止于肘后面尺骨鹰嘴上。肘内外侧副韧带及关节囊维持肱桡关节的稳定，环状韧带维持上尺桡关节的稳定（图 9-23）。肘关节滑膜层较发达，主要有尺骨鹰嘴滑液囊和肱桡关节滑液囊。肘关节在伸直位时稳定，微屈后相对失稳。当肘部受到直接或间接外力损伤，使肘部肌肉、肌腱、韧带及关节囊过度牵拉扭转，造成局部软组织损伤，出现关节瘀阻肿胀、疼痛，筋伤束骨能力下降，甚至血肿机化、骨化而导致关节挛缩，屈伸不利。

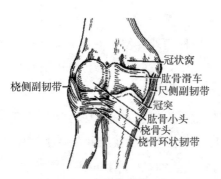

桡侧副韧带—

冠状窝
肱骨滑车
尺侧副韧带
冠突
肱骨小头
桡骨头
桡骨环状韧带

图 9-23　肘关节前面示意图

本病多为直接或间接暴力所致，伤后肘部疼痛、肿胀和不同程度活动受限，肿胀常因关节内积液而致，在伸肘时鹰嘴窝可消失。损伤以肘前侧及外侧为多，可出现前臂旋转及提物时无力，肘部软组织损伤后，在做提、拉、推、旋转等动作时无力，并出现疼痛加剧。

伤后出现局部肿胀、压痛，屈伸肘时抗阻力减小。肱骨外上髁损伤，压痛点在肱桡关节处；内上髁损伤，压痛点在尺侧屈腕肌、指浅屈肌起点处。肘关节伸直位内收时疼痛为肘外侧副韧带损伤，外展时疼痛为肘内侧副韧带损伤；鹰嘴部损伤在局部可出现肿胀、压痛和肘关节伸屈功能障碍。

X 线片检查可排除肘关节骨折和脱位。

中医学认为，肘骨者，为伸屈之主骱，肘骨大挫，跌伤为多，临证所见，臃肿疼痛，胳膊尺寸已短，臂不能直，手心向下，前臂内旋，肘部显宽。骨骱挫伤，伸屈力通筋收缩及僵硬，若伤左肘腋穴截血，伤右肘腋穴截气。

◆ 理筋手法

1. 急性期肿胀以消肿为主，局部避免采用按揉手法，以免产生机化或骨化而影响功能。

2. 扳压法：适用于肘关节伸直功能受限者，患者取坐位，助手固定其上臂，医者一手托住患者患肘部，一手握患腕向外摇肘，待肌肉放松，顺势将前臂往伸直位一拉，托肘之手掌配合将肘向上一挺（图9-24），有时可闻及调整错落关节的响声。

3. 屈压法：适用于肘关节屈曲功能受限者，患者取坐位，助手固定其上臂，医者一手握住患者患侧肘部，一手握患侧腕部，先在无痛范围内进行屈伸活动，待患者能主动配合时，突然用力屈曲肘关节至最大限度，停留2分钟（图9-25），有时在屈肘过程中会感到关节内有摩擦音。

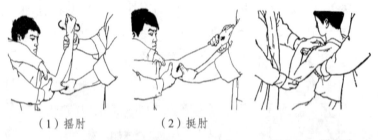

（1）摇肘　　　　　（2）挺肘

图9-24　扳压法　　　　　图9-25　屈压法

九、肱骨外上髁炎

肱骨外上髁炎，是指由于外伤或劳损而使前臂伸肌总腱抵止肱骨外上髁处的一种慢性损伤，多发于网球运动员，故又称网球肘。肱骨外上髁是前臂伸肌总腱（前臂指伸肌，小指伸肌，桡侧伸腕长、短肌，尺侧伸腕肌）的起点附着部，但因疼痛常位于肱骨外上髁，且在进行抗阻力腕背伸时疼痛最明显，因桡侧伸腕短肌又位于伸肌最深层，与肱桡关节、环状韧带等组织密切联系，故认为本病可能主要累及桡侧伸腕短肌。

本病多由前臂长时间反复旋转活动或一次剧烈过度旋转引起，也可由于前臂处于旋前位，腕关节的反复背伸活动，使肱骨外上髁肌腱附着处伸腕肌腱受到过度或反复牵拉，引起局部出血、粘连，甚至关节滑膜嵌入肱桡关节间隙而发病。有学者认为，伸肌总腱深处有一根无名的细小血管，神经束从肌腱处穿过腱膜及深筋膜到皮下，该血管、神经束在穿过肌筋膜处受到瘢痕的卡压。病理检查可见此伸肌总腱抵止处周围有瘢痕组织。这些病理变化，均能引起肌肉痉挛、局部疼痛和沿伸腕肌的放射性疼痛。

伤后肘关节外侧疼痛，持物无力，肱骨外上髁处有明显局限性压痛，部分患者压痛点可在肱桡关节间隙和环状韧带等处（图 9-26）。局部可微肿，肘关节活动正常。前臂伸肌腱紧张试验（Mills 氏试验）阳性，即腕关节掌屈、前臂旋前、伸肘时肱骨外上髁处疼痛加重。

中医称本病为儒骨下头外侧暗硬骨离位伤筋。抻、戳、撅、拧必伤其筋，伤臂垂下提物有力，持物伤臂不能直举，伸屈功能正常。仔细寻按，可触及肱骨外髁下压痛，既是此症，伤筋日久，按之局部略起，其硬如骨。本病的发生为跌仆闪挫，瘀血阻滞脉络，气血运行不

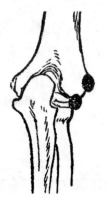

图 9-26　肱骨外上髁压痛点

畅所致。

◆ 理筋手法

1. 点穴开筋法：患者取坐位，患肘呈半屈位，用拇指按揉尺泽、曲池、手三里、外关等穴数分钟，拿捏桡侧伸腕长、短肌，由上到下反复数遍。

2. 拨筋法：医者右手持患者腕部使患侧前臂置于旋后位，左手拇指压于肱骨外上髁前方，其他四指放于肘关节内侧，使患肘屈曲至最大限度，然后再伸直肘关节，同时医者左手拇指沿桡骨头前外缘向后弹拨伸腕肌起点。医者右手再使患肢前臂做旋前、旋后运动，左手拇指再沿桡骨小头环状韧带方向进行内外来回弹拨，旋后时向内弹拨，旋前时向外弹拨（图 9-27），反复进行 10 次左右。

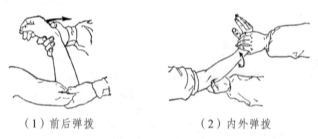

（1）前后弹拨　　　　　（2）内外弹拨

图 9-27　拨筋法

3. 摇晃屈肘法：患者正坐，助手握住患者上臂下端固定，医者站于患者前方，用一手拇指按在肘痛点，另一手握住前臂下端，由内向外环转摇晃前臂 6 ~ 7 次，同时握伤肘之拇指在局部轻轻捻揉；将伤臂拔直，再屈肘，使手尽可能能触及肩部再拔直，二次拔直时，尽量使肘在略过伸旋后位时顿牵一下，再屈肘摸患肩（图 9-28），拔 1 次，复 1 次。

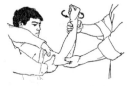 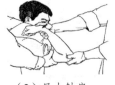

（1）由内向外环转摇晃　　（2）尽力触肩　　　（3）拔伸顿牵

图 9-28　摇晃屈肘法

十、肱骨内上髁炎

肱骨内上髁是前臂屈肌总腱及旋前肌附着的部位，因本病为前臂屈肌群在肱骨内上髁起始处的牵拉损伤，又有"学生肘""高尔夫肘"之称（图 9-29）。日常工作中反复屈腕、伸腕、前臂外旋伸肘等动作，使前臂屈腕肌群反复牵张，引起肱骨内上髁肌腱附着处积累性损伤或撕裂性损伤，局部产生无菌性炎症，或血肿，继之纤维瘢痕化。肱骨内上髁穿出屈肌总腱的神经血管束遭受挤压，以及尺神经皮支受到挤压，亦是发生本病不可忽视的原因。

伤后患肘内侧疼痛，局部酸痛无力，疼痛可放射至前臂掌侧。在肱骨内上髁及尺侧屈腕肌、指浅屈肌附着部有明显压痛点，腕背伸及前臂外旋伸肘时疼痛加重，前臂外旋抗阻力屈腕试验阳性。

中医称本病为曲腋包骨筋离位伤筋。遇有跌、打、仆、坠，手部着地，或有抻、戳、撅、拧，皆可致

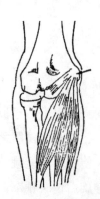

图 9-29　前臂屈肌总腱及旋前肌附着肱骨内上髁示意图

伤。伤处外无形迹，唯觉儒骨下头内侧疼痛，伤臂下垂提物时无力，持物时有力。检查时，医者以一手拖其前臂，另一手拇指仔细寻按，儒骨下头内侧疼痛、微肿，伤筋日久，其筋僵硬，即是此症。

◆ 理筋手法

1. 医者用拇指弹拨按揉肱骨内上髁及周围组织。

2. 拔伸归挤法：患者取坐位，助手用双手握住上臂下端，医者一手自肘外侧握其肘，拇指放于肱骨下端外侧，中指按在伤处，另一手自前臂下端内侧托起前臂，由内向外环转摇晃6～7次，同时按在伤处之中指在局部轻轻揉捻；将伤臂拔直，突然顿牵一下肘部，再拔直，下按压于肘内侧之中指及按于外侧拇指相对用力归挤，屈肘摸肩（图9-30），使1次，复1次。

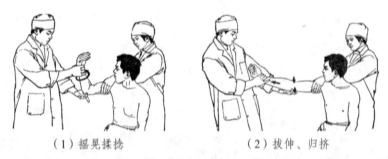

（1）摇晃揉捻　　　　　　（2）拔伸、归挤

图 9-30　拔伸归挤法

十一、桡尺近侧关节错缝

桡尺近侧关节由尺骨桡切迹和桡骨小头环状关节面组成，前臂的旋前和旋后功能是由近远侧桡骨端围绕尺骨关节旋转而完成。桡骨环韧带强韧，环绕桡骨小头的五分之四，有力地约束桡骨小头在尺骨桡切迹里做旋转运动。

当前臂旋转过度，使桡骨环韧带发生局限性撕裂，或长期从事旋转前臂的工作使桡骨环韧带松弛，约束力下降，使桡骨小头环状关节面偏离正常位置，移向尺骨桡切迹的后方，造成关节错移。

患侧肘关节后外侧疼痛不适，持物平举无力，提物正常，握力减弱，桡骨小头周围有压痛，旋转前臂时症状加重，有时局部可触及结节、条索等阳性反应物，两侧对比并旋转前臂，可觉桡骨小头略向后移位。

◆ 理筋手法

1.点穴开筋法：患者取坐位，医者用拇指点按曲池、手三里等穴，并弹拨按揉患处。

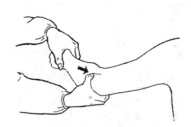

图9-31 屈伸推压法

2.屈伸推压法：患者正坐，肘伸直，前臂旋前，医者一手握住患腕，另一手拇指放于患侧桡骨小头后外侧，余指用力握住肘尺侧，伸屈患肘数次，突然快速过伸肘部，同时握肘之手向前推肘使之过伸，拇指迅速向掌尺侧推压桡骨小头（图9-31），此时常可闻及复位响声。

3.拔伸归挤法：操作手法见前文（图9-30）。

十二、小儿桡骨小头错缝

小儿桡骨小头错缝又称小儿桡骨小头半脱位，俗称错环。多因牵拉小儿前臂所致，又有"牵拉肘"之称。本病多发于5

岁以下儿童，此症伤势虽然不重，但影响肘关节的功能活动，少数患者不经治疗亦能自愈，绝大多数患者均需通过复位而获得痊愈。肘关节的肱桡关节，是由肱骨小头与桡骨小头凹构成。多因猛力牵拉小儿略为内收的肘关节时，导致肱桡关节松动，外侧张开，关节负压将一部分与关节囊愈合的环状韧带上缘吸入关节腔，嵌夹于关节间隙即肱骨小头与桡骨小头之间，而阻碍关节自然复位。如果嵌夹位于肱桡关节前部，称肱桡关节前错移；嵌夹位于肱桡关节后部，称肱桡关节后错移（图9-32）。亦有人认为由于牵拉前臂，使止于桡骨粗隆上的肱二头肌收缩，将松动桡骨小头向前牵拉而使其向前错移。若屈肘旋前位跌倒，可将桡骨小头挤向关节后方，引起后错移。

有前臂牵拉或跌仆的外伤史，肘部不肿或轻肿，患肢被动固定于特定位置；前臂呈旋前位，被动旋后时则疼痛为前错型；前臂呈旋后位，被动旋前时则疼痛为后错型。患手不能上举及接拿物品，惧怕触动患肢。肘外侧有压痛，前错型在肱桡关节间隙前方，后错型在肱桡关节间隙后方。

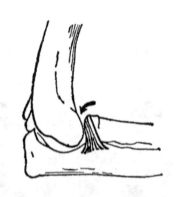

图9-32 环状韧带嵌入肱桡关节间隙

X线片无异常，但要除外真正桡骨小头脱位、裂隙骨折、桡骨小头骨骺分离等疾病。

中医称本症为支马眼、平骨移位。支马眼者，为平骨（桡骨小头）向内或向外移位，支住马眼。小儿此愉联合脆弱，系因过度牵拉或扭转所致，伤后患肢下垂，不能转动和持物，前臂保持旋前位，肘骨显宽者，为平骨向外移位；平骨向内并拢者，肘骨正常，肘腋丰满。体格检查必由锁骨开始，随肩臂而下至手，均属正常。

◆ 理筋手法

手法复位均可一次而立即痊愈。

桡骨小头半脱位复位法：患儿由家长抱扶，露出患肢，医者立于患侧，一手握住患腕使其旋前，另一手托住肘关节，用拇指压在桡骨小头的前外方，将前臂拔伸；再突然将前臂旋后，下压桡骨小头，屈曲肘关节至最大限度，此时可听到复位响声，此法为前错位的复位手法。如果没有复位，且功能没有恢复时，多为后错位，复位手法同前，只需将前臂旋后改为旋前，再屈肘时即可听到复位声（图9-33）。复位后可将前臂环转摇晃6～7次。

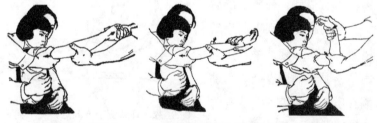

（1）将前臂旋前拔伸　　（2）将前臂旋后下压　　（3）将伤肘屈曲

图 9-33　桡骨小头半脱位复位法

十三、桡侧伸腕肌腱周围炎

肌腱周围炎是肌腱周围滑动组织的损伤性炎症病变，好发于前臂的桡侧腕伸肌腱，其次是足背的姆长伸肌肌腱、股四头

肌和跟腱等部位。本病又有创伤性腱
鞘炎和桡侧伸腕肌群捻发音肌腱炎
之称。

　　桡侧腕长伸、短伸肌具有强大
的伸腕作用，不论是用力握物或是提
重物时，都需腕伸肌将腕关节固定
于伸腕位。由于桡侧腕长伸、短伸肌
腱位于前臂背侧下 1/3 处，拇长展肌
和拇短伸肌在此处斜跨其上面，此二
肌在交叉重叠时都已走出腱鞘（图

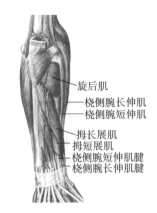

旋后肌
桡侧腕长伸肌
桡侧腕短伸肌
拇长展肌
拇短展肌
桡侧腕短伸肌腱
桡侧腕长伸肌腱

图 9-34　前臂桡侧肌腱示意图

9-34），活动时缺乏腱鞘的保护，仅有一层疏松的腱膜覆盖，
所以易遭磨损。尤其当手用力握物向尺侧倾斜，由于两组伸肌
群运动方向不协调，容易引起摩擦而发生本病。

　　本病多见于青壮年，右侧多于左侧，有明显外伤史（牵拉、
扭伤等）或劳损史，主要表现为前臂中下 1/3 处肿胀、疼痛和
腕部活动受限。体格检查局部有压痛。

　　桡侧伸腕肌腱摩擦试验阳性：医者一手掌按在患处，令患
者握拳进行屈伸活动时，可闻及如捻发样的摩擦音。

　　本病中医称臂骨（桡骨）包骨筋离位伤筋。臂骨（桡骨）
形粗而短，与昆骨（尺骨）隔并相倚，其下头有包骨筋一道。
遇有抻、戳、撅、拧或跌仆时手掌着地，用力过猛而致伤。伤
后臂骨下端臃肿疼痛，腕部屈伸持物无力，医者一手掌扶按伤
处，嘱伤者做患手的伸屈活动，可闻及吱吱响声，即为此症。

◆ 理筋手法

1. **点穴开筋法：** 患者取坐位，前臂下放一薄枕，置于中立

位或掌心向下，医者用拇指依次按揉曲池、手三里、温溜、支沟、合谷等穴，再沿桡侧伸腕肌腱起点至腕部施以轻柔弹拨，重点在前臂中下 1/3 处，并可配合腕部做轻度屈伸动作。

2.顺推揉捻法：患者正坐，一助手拿患肢前臂上端，医者一手握患者大拇指与助手相对拔伸，另一手拇指沿桡侧伸腕肌腱自下而上顺推揉捻，直至腕关节活动时捻发音消失为止（图 9-35）。

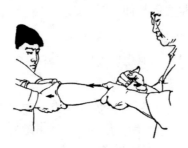

图 9-35　顺推揉捻法

十四、腕管综合征

腕管是由 8 块腕骨掌侧凹面为底，腕关节掌侧腕横韧带横跨其上为顶部，连接而形成的骨纤维管道（宽约 1.5cm，长 2.5 ～ 3cm），断面呈三角形。腕管内有正中神经和四根指浅、深屈肌腱及一根屈拇长肌腱和伴行的血管通过。正中神经在腕管内位于食指屈肌腱的桡侧和腕横韧带之间（图 9-36），在腕管的远侧分出返支到大鱼际肌，以后分支支配手掌桡侧三个半手指皮肤及第 1 ～ 3 蚓状肌。腕管管径狭窄，缺乏弹性，排行紧密，内压较高。当腕关节处于中位时，腕管最松弛，屈腕、屈指时，正中神经易受压。

正常情况下，腕管有一定容积，指屈浅、深肌腱在管内滑动，不会妨碍正中神经，但任何因素使腕管内压力增高，都可使正中神经受到压迫，引起该神经感觉、运动障碍。

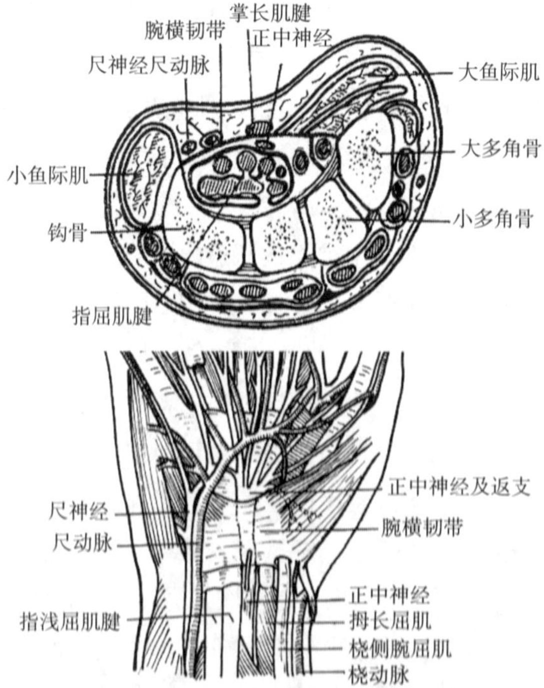

图 9-36 腕管横断面及腕横韧带示意图

1.腕管容积减小：管腔狭窄，腕骨、掌骨骨折、脱位，月骨脱位，桡骨下端骨折畸形连接，腕横韧带肿胀、增厚，腕关节增生性关节炎，肢端肥大症等。

2.腕管内容物病变、增加或异常：临床上特别多见的是因指浅、深屈肌腱发生特异性慢性炎性变化时，由于肌腱、腱鞘肿胀膨大，如指浅、深屈肌腱炎，屈指肌腱水肿，正中神经损伤、炎症等，造成腕管相对狭窄。腱鞘囊肿、滑膜炎、肿瘤、血肿、痛风、钙盐沉着等，可使腕管内容物增加，使腕管管腔变小，压力增高。另外，腕管内容物变异，如蚓状肌腹过高或指浅屈肌肌腹过低，可侵入腕管压迫正中神经而引起本病。

3.内分泌因素：本病多见于妊娠、哺乳、绝经期妇女，有的患者是双侧性的，而且妊娠后加重。随着内分泌的改变，使腕横韧带、腕骨、正中神经周围纤维、骨组织发生退变，或由于风湿、类风湿等因素造成组织炎症、水肿，而使正中神经受压。

本症常见于40岁以上的患者，常为双侧，女多于男，主要表现为腕横韧带以下正中神经被压迫的功能障碍，患者的桡侧三指感觉过敏，出现疼痛、麻木，症状以中指为甚，夜间加重，影响睡眠，起床甩手后，症状有所缓解。疼痛可向前臂及肘部放射，劳累或手活动过多时可诱发。患者常诉手无力，少数患者可出现烧灼样疼痛。体格检查可见正中神经区感觉过敏或迟钝，大鱼际处出现不同程度的肌萎缩，拇外展力减弱，不能对掌，手掌桡侧三个半手指痛觉减退。手掌肿胀，晚期可因营养障碍出现指甲增厚、手指发绀、皮肤发亮、怕冷等现象。

叩击试验（Tinel氏征）阳性：叩击腕上正中神经部位，出现正中神经分布区放射痛为阳性。

屈腕试验（Phalen征）阳性：前臂上举，屈曲肘关节，腕关节呈完全屈曲位，若1分钟内出现手麻木为阳性。以止血带阻断手臂血循环（其压力应在收缩压与舒张压之间），可使症状重新出现并加重。

X线片检查可排除关节增生及骨关节病变。

中医学认为本病是由于急性或慢性损伤，血瘀经络及寒湿淫筋，使腕部气血流通受阻所致。

◆ 理筋手法

1.点穴开筋法：患者取坐位，前臂及腕部放于垫枕上，掌心向上，医者用拇指按揉曲泽、内关、大陵、鱼际等穴，再从曲泽穴至大陵穴沿屈肌腱施以弹拨，重点在大陵穴（及腕横韧带处），弹拨时可配合腕部屈伸动作，手法应先轻，然后逐渐加重。

2.屈伸挤压法：患者取坐位，医者左手拇指、中指夹于患腕两侧，右手食指、中指夹患者患侧拇指近端指尖关节，拇指握余四指进行由外向里摇晃，进行拔伸牵引，徐徐向背侧屈腕至最大限度，再向掌侧屈腕至最大限度。同时左手拇、中指对抗挤压推滚尺桡骨远端（图9-37）。

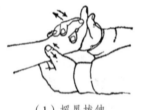 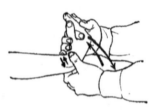

（1）摇晃拔伸　　　　　　（2）屈腕挤压

图9-37　屈伸挤压法

3.捏腕法：患者取坐位，手心朝下，医者双手握患者掌部，右手在桡侧，左手在尺侧，拇指平放于腕关节背侧，以拇指指端按入腕关节背侧间隙内。然后将手腕在拇指按压下背伸至最大限度，随即屈曲，并左右旋转患者手腕2～3次（图9-38）。

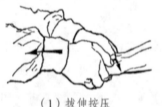 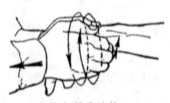

（1）拔伸按压　　　　　　（2）屈曲旋转

图9-38　捏腕法

4.擦法：前臂至腕掌侧施用擦法，以透热为度。

十五、腕尺管综合征

腕尺管综合征又称尺管狭窄症。腕尺管为骨性纤维鞘管，起于豌豆骨近端到钩状骨远端，由近端内侧斜向远端外侧，长1.5cm 左右。管的内侧壁为豌豆骨，外侧壁为钩骨，其掌面为掌短肌的背侧筋膜及尺侧腕屈肌扩张部形成的腱弓，背面为豌钩韧带，管中有尺动脉与尺神经共同经过（图 9–39）。尺神经在此管内分为浅、深两支，浅支支配手掌尺侧、小指掌侧和无名指尺侧一半的感觉；深支支配骨间肌，第 3、4 蚓状肌以及小鱼际肌和拇短屈肌的深头。在腕部，尺神经束运动纤维靠后，感觉纤维靠前。在腕尺管内除少数脂肪外，其四周为弹性较差的坚韧组织，故任何原因使尺神经在腕尺管受压均可引起本病。

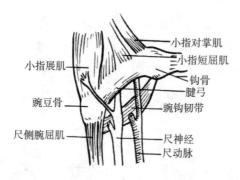

图 9–39 腕尺管示意图

1.损伤：腕尺部软组织损伤，如绞扭、反复摩擦或受压（睡卧枕手位压迫豌豆骨时间过长）等。腕尺管周围骨折，如桡尺骨远端骨折、豌豆骨骨折、钩骨骨折以及第 4、5 掌骨基底骨折及脱位等。慢性职业性损伤，连续繁重的手工操作，如木工

用掌根推刨时间过长、悬腕写字，或手表佩戴不合适、长期卡压腕尺管等，使腕尺管反复损伤，出现血肿、水肿等，而引起本病

2. 肿物和变异：肿物压迫，如腱鞘囊肿、脂肪瘤、血管瘤及滑膜囊肿等，可使腕管发生变化。另外，变异的肌肉、血管和神经，如小指展肌、小指短屈肌、掌长肌、副掌肌及尺侧腕屈肌变异，尺动脉及尺神经本身变异均可为本病发生的因素。

3. 疼痛、感觉异常：由于尺管内尺神经与尺动脉伴行，有时会出现疼痛、感觉异常，这是由动脉周围的炎性刺激或尺动脉栓塞后形成硬结压迫邻近尺神经所致。

患者多为中年男性，主要症状是腕尺侧疼痛，向无名指、小指放射，麻木无力，夜间痛醒，疼痛可放射至肘部尺侧，尺神经分布区可有电窜感。尺神经因受压平面不同，临床表现也不同。若受压发生在腕尺管近端或管腔内，因深、浅两支均受压，会同时出现运动和感觉障碍，若受压发生在豌钩韧带远端的桡侧，多数只有运动功能受累；若受压只在远端尺神经浅支，则只有小指和无名指尺侧的感觉异常；若在尺管远端受压，则只有感觉障碍；若压迫在掌部，则小鱼肌肌力正常，第3、4蚓状肌及全部骨间肌可瘫痪。体格检查腕部尺侧有压痛及放射痛，屈腕时疼痛加重。小鱼际肌、骨间肌萎缩，小指及无名指尺侧掌面痛觉减退，肌力减弱。

叩击试验：以手指轻叩腕掌尺部，小指和无名指麻木、疼痛加重为阳性。

夹纸试验（Froment）阳性：嘱患者用双手食指近端指尖关节的桡侧和拇指末节的掌侧共同夹住一张纸，可进行比较，由

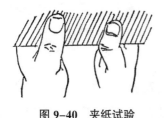

图 9-40　夹纸试验

于拇内收肌瘫痪，无法进行拇内收位夹纸的动作，只能通过拇指的指间关节屈曲来代偿（图 9-40）。

抗阻力试验：手指内收或外展时对抗阻力作用减弱或消失。

肌电图检查：尺神经传导速度减弱并呈现肌肉纤维震颤。

◆ 理筋手法

1. 点穴开筋法：患者取坐位，医者一手托住患者的患肢，一手中指放于患者极泉穴处，进行轻柔弹拨，以向患肢窜麻为宜。并用拇指按揉局部痛处，以及通里、神门、少府等穴。医者拇、食指分开，从肘部尺侧腕屈肌开始沿手少阴心经至小鱼际为止，依次向下捏拿数遍，以患者感到前臂尺侧酸胀为宜。

2. 分推揉捻法：医者用双手拇指指腹沿大小鱼际中点由内向外进行分推，并用拇指端从腕钩骨至腕豌豆骨（沿腕尺管）由外向内揉捻（图 9-41）。

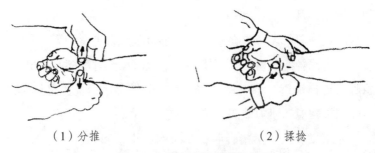

（1）分推　　　　　　　　　　（2）揉捻

图 9-41　腕尺管分推揉捻法

3. 医者一手自拇指侧握住伤腕，并用中指扣住伤处，另一手握住患者食、中、无名及小指，由外向内摇晃腕部数次后，再做患腕关节屈伸活动。

十六、腕关节扭伤

腕关节扭伤又称腕缝伤筋。腕关节包括桡腕关节和腕骨间关节，桡腕关节是由桡骨下端和近侧排列的舟骨、月骨、三角骨组成，在尺骨与腕骨之间并无关节面联系，其间被三角纤维软骨板分开。腕掌屈运动发生在桡腕关节，指腕运动主要发生于头状骨与月状骨之间。腕舟骨靠近与离开桡骨远端而发生腕关节桡偏及尺偏。桡骨与尺骨下端近排和远排腕骨及各掌骨之间，有腕掌侧韧带、腕背侧韧带、桡侧副韧带及尺侧副韧带（图9-42），以加强腕关节的稳定性。

本病的发生多有外伤史，如跌扑时手掌猛力撑地，或持物突然扭转、伸屈腕关节，及腕关节超负荷劳累或长期劳损，造成腕关节周围的韧带、肌腱、肌肉、筋膜等组织牵扯及撕裂伤，严重者可合并腕部附近的骨折和脱位。

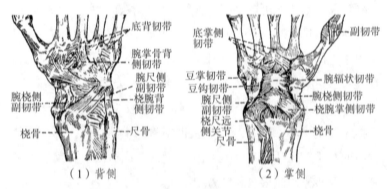

（1）背侧　　　　　　（2）掌侧

图9-42　腕关节背侧及掌侧韧带示意图

伤后腕部肿胀疼痛，手腕屈伸或旋转受限，腕部活动时疼痛加重，日久失治，或治不得法，复感风寒，导致腕部无肿，酸痛无力，出现筋僵筋聚。腕关节用力掌屈时背侧疼痛，为腕背侧韧带损伤，反之则为腕掌侧韧带或屈肌腱损伤。如果将腕关节向尺侧倾斜，在桡侧发生疼痛，则为桡侧副韧带损伤，反之则为尺侧副韧带损伤。如果向各种方向均发生疼痛，且活动明显受限，则多为韧带和肌腱等复合损伤。

X 线检查：可排除腕部骨折、脱位。

中医学认为，腕缝为昆、臂、掌三骨交接之处，其主要功能为翻转屈回。遇有跌打、拍震，或撅拧、抻戳，必伤其缝。伤后肿胀疼痛，手腕伸屈或扭转不灵。伤筋日久或治不得法，再感受风寒，可出现筋僵或筋聚。

◆ 理筋手法

1. 点穴开筋法：患者取坐位，用拇指弹拨痛点处及损伤组织周围，使凝滞消散，改善伤处组织周围血液循环。再用拇指按揉相应经络穴位，如桡侧掌面可选手太阴肺经的尺泽、列缺、太渊等穴；其背面可选手阳明大肠经的合谷、阳溪、曲池等穴；尺侧掌面可选手少阴心经的少海、通里、神门等穴；其背面可选用手太阳小肠经的腕骨、阳谷、小海等穴，按揉经穴时均以有酸胀感为度，以疏通经气，促使经络气血畅通。

2. 八面风：由于腕部损伤时体位及着力点不同，损伤部位及临床表现也不一样。八面风是根据腕部不同病位伤筋而选择运用的八组有效手法，手法包括拔戳法、屈戳法、合筋法、顺筋法、顿筋法、插指法和借力顺筋法。

（1）拔戳法：患者正坐，伤腕伸出，虎口向上。医者站在伤腕外侧，用一手由掌侧握住前臂下端，并用拇指扣住第一掌骨根，另一手握住第一掌骨及拇指，由外向里环转摇晃 6 ～ 7

次后拔伸。在保持拔伸力量的同时，再将拇指背屈（向桡侧屈），同时握腕之手的拇指向下戳按（图9-43）。此法适用于第一腕掌关节、腕桡侧副韧带、拇长展肌及拇短伸肌等部位损伤。

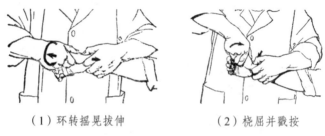

（1）环转摇晃拔伸　　　　　　（2）桡屈并戳按

图9-43　拔戳法

（2）屈戳法：患者正坐，伤腕伸出，掌心向上。医者站在患者前方，一手自小指侧握住伤腕，并用中指扣住伤处，另一手握住拇指及第一掌骨，自外向内环转摇晃6～7次，然后拔伸，维持拔伸力量将腕部屈曲，同时握腕之手中指向下戳按（图9-44）。此法适用于桡侧腕掌侧韧带、桡侧屈腕肌等部位损伤。

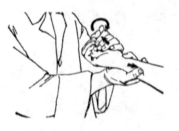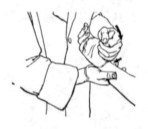

（1）环转摇晃拔伸　　　　　　（2）腕关节掌屈戳按

图9-44　屈戳法

（3）合筋法：患者正坐，伤腕伸出，掌心向下。医者站在患者前方，用一手自拇指侧握住伤腕，并用中指扣在伤处，另一手自患者小指侧握住食、中、无名、小指，由内向外或由外向内环转摇晃6～7次，然后拔伸。在保持拔伸力量的同时，先使腕部向桡侧屈，然后再快速向尺侧屈，同时握腕之手的中指向桡侧戳按（图 9-45）。此法适用于腕尺侧副韧带、尺侧伸腕肌腱及第五腕掌关节等部位损伤。

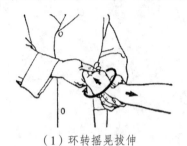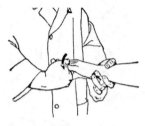

（1）环转摇晃拔伸　　　　　　（2）向尺侧屈中指用力戳按

图 9-45　合筋法

（4）屈转法：患者正坐，伤腕伸出，掌心向上。医者站在患者前方，一手自拇指侧握住伤腕，并用中指扣住伤处（神门穴），另一手自小指侧握住食、中、无名、小指，由外向里环转摇晃 6～7 次，然后向斜上方拔伸，再向尺侧屈，同时握腕之手的中指向下戳按（图 9-46）。此法适用于腕豆掌韧带、尺侧腕掌侧韧带、尺侧腕屈肌腱等部位损伤。此种损伤在临床较常见。

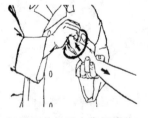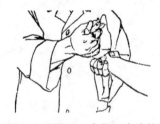

（1）环转摇晃向桡侧拔伸　　　　（2）向尺侧屈，中指用力戳按

图 9-46　屈转法

（5）顺筋法：患者正坐，伤腕伸出，虎口向下。医者站在伤腕外侧，一手自背侧握住伤腕，并用拇指扣住伤处，另一手自背侧握住掌骨，环转摇晃 6～7 次，向远端拔伸，然后使伤

臂向上高举（手心向前），握手掌之手使腕关节掌屈，握腕之手的拇指向下顺所伤之筋（图 9-47）。此法适用于腕尺侧副韧带、尺侧屈腕肌腱等部位损伤。

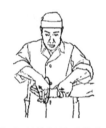 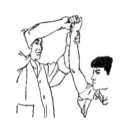 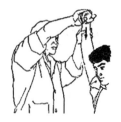

（1）环转摇晃后拔伸　　（2）将上肢高举　　（3）使腕关节掌屈，用
　　　　　　　　　　　　　　　（手心向前）　　　　　拇指顺筋

图 9-47　顺筋法

（6）顿筋法：患者正坐，伤腕伸出，掌心向下，医者站在患者前方，一手自小指侧握住伤腕，并用拇指扣住伤处，另一手自拇指侧拿住食、中、无名、小指，由内向外环转摇晃 6～7 次，然后将腕关节掌屈拔伸，再迅速背屈，同时拇指向下戳按（图 9-48）。

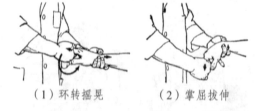 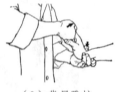

（1）环转摇晃　　　　（2）掌屈拔伸　　　　（3）背屈戳按

图 9-48　顿筋法

（7）插指法：患者正坐，伤腕伸出，五指张开，掌心向前。医者站在患者前方，一手自拇指侧握住伤腕，拇指扣在伤处，另一手五指与患者伤手五指交叉扣紧，由外向里环转摇晃 6～7 次，然后使腕关节掌屈并拔伸，再迅速背屈，同时握伤处之拇

指向下戳按（图9-49）。

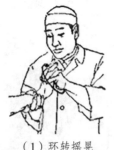 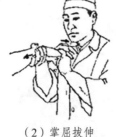 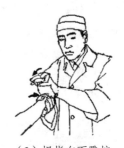

（1）环转摇晃　　　（2）掌屈拔伸　　　（3）拇指向下戳按

图9-49　插指法

以上两种手法适用于腕部指总伸肌腱部位损伤及腕屈伸功能活动受限者。

（8）借力顺筋法：患者正坐，伤腕伸出，医者站在患者前方，将患者伤手掌置于医者胸部，医者用一手由小指侧握住伤手掌。另一手自桡骨握住伤腕，拇指扣按住伤处，令患者用力平推医者之胸部，医者握手掌之手迅速将伤臂高举，同时将伤腕掌屈，握腕之手的拇指向下做顺筋法（图9-50）。此法适用于桡侧屈腕肌腱，腕部浅、深屈指肌腱的损伤。

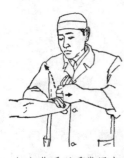 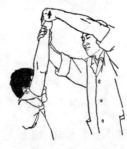 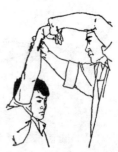

（1）伤手以手掌用力　　（2）迅速将伤臂高举，　　（3）拇指向下顺筋
　　平推医者胸部　　　　　将伤腕掌屈

图9-50　借力顺筋法

十七、腕骨间及腕掌关节错缝

腕骨间关节又称腕横关节，是由近侧列腕骨（舟骨、月骨、三角骨）和远侧列腕骨（大多角骨、小多角骨、头状骨、钩骨）组成。因月骨的窝形关节面很浅，关节囊韧带又松弛，月骨四周均为关节软骨面，只在前后角有韧带加固，在整个腕骨间活动中，又都以头状骨、月骨间关节为中心，因而腕骨间关节错移多发生在月骨和头状骨，其他腕骨错移较少。腕掌关节是由远端腕骨掌骨面与掌骨底关节面构成（图9-51）。掌拇关节囊肥厚松弛，可做屈伸、内收、外展、对掌、环转活动。第五腕掌关节，由第五掌骨底与钩骨构成，关节囊较松弛，活动范围较大。

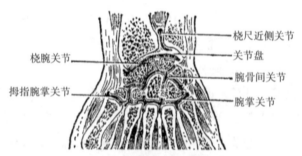

图 9-51 腕掌关节解剖示意图

腕骨间关节错移：当手尺偏背伸位跌倒或被强力扭转，或当手置于中立位被压砸、脚踩等使腕背侧部分韧带撕裂，造成腕骨间关节不稳，腕骨错移隆起。伤后腕部有不同程度地肿胀与疼痛，患手握力或提物力减弱。压痛局限在腕背骨间关节，主动或被动活动腕部时，关节内可出现摩擦声，并伴有疼痛，腕背伸功能轻度受限。若掌骨远端背侧触地则掌骨基底部向背侧错移，反之则向掌侧错移，向背侧错移多见，向掌侧错移少见。

腕掌关节错移：腕掌关节背侧肿胀、疼痛，活动受限不明显，握力及持物力减弱。患者可有明显外伤史或有手部劳损病史，局部压痛。拇掌关节错移者，在进行拇内收、外展活动时，拇掌处有摩擦音，可在腕尺偏、拇内收位时检查。其他腕掌关节错移，要在手指伸直腕略掌屈位检查，可在指下触到不平整及掌骨头隆起，并伴随压痛。拇掌关节向大多角骨背侧或背外侧错移较多，第五腕掌关节向钩骨的背侧错移次之。

腕骨间移位明显或脱位，中医称为腕缝大错。伤后出现局部肿胀疼痛，腕骨上凸塌陷，或上塌下凸、或左右歪斜，八块小骨随筋而散，骨散筋不散，旋转不能，被动活动时疼痛加剧。腕骨错移后，均在患处按之痛甚，其缝显宽。

腕掌骨错移，中医称为腕掌骨散挫伤筋。遇有跌扑、撅拧，或由高处坠下，手掌着地而致伤，伤后掌根部臃肿胀起，疼痛难忍，手掌显宽，不能握拳和持物，五指伸屈不利。医者用拇指仔细寻按，掌根部按之痛甚，其缝显宽。

在遇到上述病症时，要拍 X 光片检查，不论有无骨折或错位，均应采用手法给予复位。未进行手法复位者，肿胀消退后，手部仍不敢用力及活动疼痛者，多数属于错移而未予以纠正。

◆ 理筋手法

1.腕骨间关节复位法：患者取坐位，伤肢伸出，掌心向下，一助手双手握住患者腕关节远端，医者两手拇指按压在患者手背隆起关节间隙疼痛处，两手食指放于掌心疼痛处部位，二人相对牵引，并左右旋动腕骨间部；先将患腕掌屈，同时双手食指向上提顶，再背伸同时双拇指推压，使关节错缝得以复位（图9-52）。复位后常可感觉腕骨移动，高凸复平或闻及复位响声。

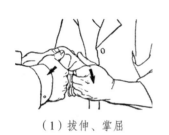（1）拔伸、掌屈　　　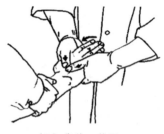（2）背伸、推压

图 9-52　腕骨间关节错缝复位法

2. 第一腕掌关节错缝复位法：可参阅八面风手法之拔戳法，如向背侧移位，握腕之拇指向掌侧推压；向背外侧移位，则向掌内侧推压。

3. 第 2～5 腕掌关节错缝复位法：患者正坐，伤手伸出，掌心向下。医者一手拇、食二指分别握于患指错移的掌骨头背侧和掌侧，另一手拇指和食指分别握于相应腕骨的背侧和掌侧，两手沿掌骨纵轴相对拔伸，同时突然做上下推挤动作（图 9-53），以使错移关节复位。

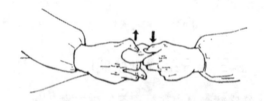

图 9-53　第 2～5 腕掌关节错缝复位法

4. 腕缝大错复位法：患者伤肢伸直，掌心向下，助手握住伤臂下端固定不动，将伤骨带平，医者双手拇指、食指握住腕缝，余六指握掌心，顺其所偏方向相对拔伸，即摘法。注意边拔边晃，骨音大小不一，越晃越小，待骨音完全消失，遂大力拔伸，此时凸者渐平。如上凸下榻者，先将伤手下垂，双拇指

用力按在腕关节上部，余四指向上托其掌根，使其背屈，同时用拇指、食指四指根部用力向内归挤，关节作响即说明已复位（图9-54），再用捋顺法舒筋。

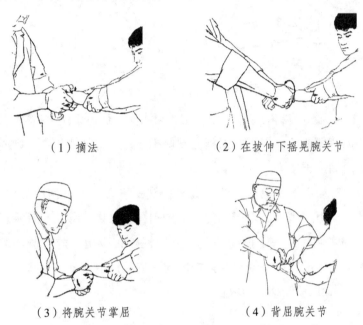

（1）摘法

（2）在拔伸下摇晃腕关节

（3）将腕关节掌屈

（4）背屈腕关节

图9-54　腕缝大错复位法

十八、腕三角纤维软骨盘损伤

腕三角纤维软骨盘损伤又称下尺桡关节损伤。下尺桡关节由桡骨远端半月切迹与尺骨小头的桡侧半环形关节面构成。三角软骨底部起于桡骨尺侧缘，尖端附着于尺骨茎突内侧面，其中心部呈薄片状，边缘较厚，与桡、尺骨的掌侧和背侧韧带相连。软骨上、下方均有滑膜囊，又称囊性隐窝，以缓冲对三角软骨盘的冲击力。三角软骨的作用是使尺桡骨远端稳定，防止分离，缓冲震荡，以利于桡骨在尺骨上旋转活动（图9-55）。

在前臂中立位时处于松弛状态，旋前位时其背侧部分紧张，旋后位时其掌侧部分紧张。三角软骨盘损伤，可以单独发生，也可并发于桡骨远端骨折及下尺桡关节脱位。

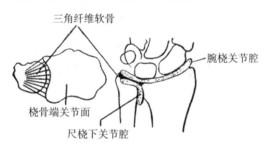

图 9-55　腕三角软骨盘示意图

当前臂猛力旋转时，可引起三角软骨盘相连的前后两条韧带紧张或撕裂，甚至断裂。若旋转暴力继续增加，三角软骨盘没有了韧带的保护，可在桡骨连接处薄弱部分发生撕裂。或腕部受到直接暴力，超过了囊性隐窝抵御能力，使三角软骨盘的中央（即薄弱处）发生损伤或破裂，或使原本处于紧张状态的三角纤维软骨盘在遭受挤压时出现损伤、撕裂，造成下尺桡关节松动分离。长期腕部旋转活动产生韧带劳损，易导致本病发生。

急性损伤主要表现为腕背侧局部肿胀，自感腕部疼痛与无力，疼痛以尺侧最为突出。前臂旋前、旋后活动受限，动则疼痛加剧。后期可出现，腕部尺背侧疼痛乏力，握力减弱。不能手举重物或用力进行腕部扭转活动。体格检查可见腕关节尺背侧间隙压痛明显，下尺桡关节松弛，尺骨小头隆起，前后推动有异常活动，并可出现疼痛及响声，前臂旋后可加重疼痛。另外，有少数人三角软骨先天发育不全，下尺桡关节活动度超过正常范围。

X 线片检查可见下尺桡关节间隙增宽，尺骨向外背侧移位。

中医称本症为臂昆骨下头离位伤筋：臂昆二骨下头，叠并相依，两骨之间有暗硬骨一块，下头有护头筋二道。此病多因跌扑、撅拧或长期用力，腕部扭转过度而致。其症表现为伤处臃肿疼痛，腕部横宽，海骨（尺骨小头）高起，手腕背屈掌屈用力疼痛，不能翻转，臂昆下头按之痛甚，其缝显宽，按高起之骨，随手而起。日久肿消，腕部持物，酸软无力，腕骱动转，有响音出现。

◆ 理筋手法

1. 点穴开筋法：医者用拇指按揉外关、阳谷、阳池、大陵、神门等穴。

2. 归挤合筋法：患者正坐，伤臂伸出，掌心向下，助手站在伤臂外侧，双手握住前臂下端，双拇指置于背侧，余四指置于掌侧。医者双手握住前臂下端，双拇指与助手双拇指相对，双手大鱼际分别压住桡骨茎突和尺骨小头，余四指握住腕部。医者与助手相对拔伸牵引，在牵引下环转摇晃腕部 6 ～ 7 次。医者双手食指向上挺托，双手大鱼际分别向下按压桡骨茎突与尺骨小头，使二骨分离，然后再以大鱼际置于桡、尺侧，向内大力归挤桡骨茎突与尺骨小头，使二骨合拢（图 9-56）。

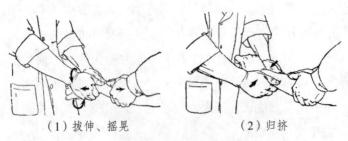

（1）拔伸、摇晃　　　　　　　（2）归挤

图 9-56　归挤合筋法

3. 扬腕合筋法：医者站在伤臂外侧，用双臂夹住患者伤臂，并以双手握住前臂下端，双拇指在上，与桡、尺骨平行，余四指在下，向前拔伸，同时双手上下错动下尺桡关节。医者放松双臂，双手拿住伤腕不动，转身面向患者，并保持拔伸力量，使伤臂旋后屈肘，使患手指触及肩部。然后再将伤臂高举过头，肘关节伸直，腕伸直，同时医者双手拇、食指大力归挤桡尺骨下端，使桡尺骨向内并拢（图 9-57）。

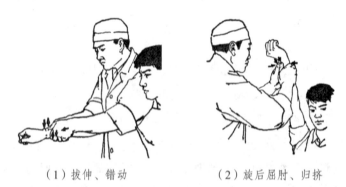

（1）拔伸、错动　　　　　（2）旋后屈肘、归挤

图 9-57　扬腕合筋法

十九、桡骨茎突狭窄性腱鞘炎

拇长展肌和拇短伸肌的肌腱在桡骨茎突部共同进入一个腱鞘，腱鞘是套在肌腱表面的鞘管，有内外两层，内层与肌腱紧密相粘，外层借助滑液腔与内层分开，在两端的内外两层相互移行而形成封闭的腔隙。内外两层之间分泌一定滑液，可减少肌腱活动时的摩擦，使之有充分的活动度。腱鞘长 7 ~ 8cm，表面有腕横韧带约束，其下方为桡骨茎突骨性纵沟形成的一个纤维性管道，管道沟浅而窄，表面粗糙不平，由于上述两肌腱被约束在这一狭窄而比较坚硬的骨与韧带的隧道内（图 9-58），运动时腱鞘易因摩擦而受到损伤。

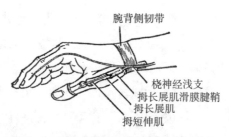

图 9-58 桡骨茎突腱鞘及腕横韧带示意图

由于腕关节及拇指活动过度，使拇长展肌和拇短伸肌肌腱在狭窄腱鞘管道内频繁摩擦活动，造成长期反复机械刺激，引起肌腱与腱鞘水肿，久之导致鞘壁增厚，管腔狭窄，肌腱滑动受阻。若肌腱与腱鞘之间轻度粘连，当肌腱肿胀，鞘内压力增高时会产生疼痛及功能障碍。有学者认为，这是由于局部长时间受压，导致血液循环障碍，筋失濡养所致。

本病起病缓慢，一般无明显外伤史，疼痛开始局限于桡骨茎突部，严重时可放射到拇指及全手乃至肩或肘。拇指无力，患腕持物无力，疼痛，伸拇指活动受限。桡骨茎突处可有轻度肿胀及明显压痛，并可触及硬结节。

本病多发于中青年患者及手工操作者，女性多于男性，抱小孩者及产后妇女发病率较高。屈拇握拳尺偏试验阳性（图 9-59）。

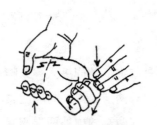

图 9-59 屈拇握拳尺偏试验

◆ 理筋手法

1. 点穴开筋法：患者取坐位，医者用拇指按揉手三里、偏历、阳溪、列缺、合谷等穴。

2. 拔伸摇晃法（拔戳法）：患者取坐位，医者一手握住患腕，另一手握患者拇指近端，相对用力拔伸，同时配合拇指外展、内收和缓慢旋转活动（图 9-43）。

3. 推揉法：患者取坐位，患腕拇指在上，医者双手握腕，双拇指稳握在上，两拇指向相反方向用力，交错推揉数次（图 9-60），粘连解除时可闻及"吱吱"响音。

4. 拔伸推按法：以右手为例，医者以右手食指及中指夹持患者拇指近侧节，同时用拇指及食指握住患者其他四指，向下拔伸。医者以左手拇指置于桡骨茎突处，右手牵引手腕并向尺侧极度屈曲。然后，医者以左手拇指压住桡骨茎突处之伸拇短肌及拇长展肌肌腱的腱鞘，拇指用力向掌侧推按顺压，手腕同时向掌侧屈曲，然后再做背伸（图 9-61），反复数次。

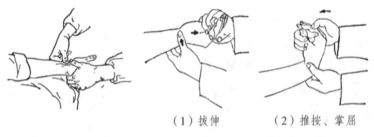

（1）拔伸　　　（2）推按、掌屈

图 9-60　推揉法　　　　图 9-61　拔伸推按法

二十、屈指肌腱腱鞘炎

屈指肌腱腱鞘炎又称"弹响指或扳机指"。发病部位多在掌指关节之掌骨头的掌侧，以拇指和中指多见。

掌骨颈与掌指关节的掌侧有一骨性浅沟，其与手指的鞘状韧带共同构成一长 1 ～ 2cm 的骨纤维管，屈指肌腱在纤维管内滑动。当手指过度活动，导致肌腱与腱鞘间因反复摩擦而产生损伤，出现炎症、增生等。局部腱鞘逐渐增厚，导致管腔狭窄，使肿胀变粗的肌腱，受狭窄腱鞘的束缚而变细，未被挤压的肌腱两端形成葫芦样肿大，而阻碍肌腱的滑动。当用力屈伸患指时，肿大的肌腱通过鞘管的狭窄部，则产生扳枪机样动作及弹响（图 9-62）。当肿大的肌腱不能通过时，则手指不能屈伸，产生闭锁。

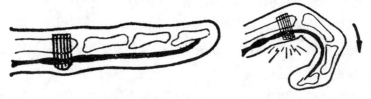

（1）肌腱呈葫芦形　　　　（2）屈指时发生弹响

图 9-62　屈指肌腱腱鞘炎示意图

初期表现为患指发僵，屈伸不利及疼痛，晨起与劳累后症状较重。随着腱鞘增厚和肌腱滑动受阻，局部可摸到硬节，有明显压痛，患指屈伸明显受限，用力推扳患指方能使肌腱通过狭窄部而完成屈伸，并出现跳跃或弹响。严重时手指常交锁在屈曲或伸直位。

◆ 理筋手法

1. 捻揉法：患者取坐位，医者用拇指在患指的掌指关节周围施以捻揉法，同时配合掌指关节屈伸活动。

2. 拔伸推挤法（图 9-63）：医者用左手握持患手的拇指，先进行屈伸活动，再以右手拇指尖端与患者拇指腱鞘狭窄部呈垂直位，用力向桡侧推按挤压其狭窄部，往往有撕裂感。此法适用于屈拇长肌腱狭窄性腱鞘炎。

医者以左手拇指紧握其中指，先进行屈伸活动，再以右手拇指尖端与腱鞘狭窄部呈垂直，用力推其狭窄部，往往有撕裂感。此法适用于屈指肌腱狭窄性腱鞘炎。

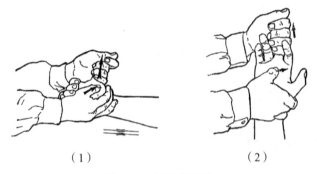

（1）   （2）

图 9-63　拔伸推挤法

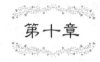

第十章

腰骶部病症

一、急性腰肌扭伤

急性腰扭伤亦称"闪腰"，好发于下腰部，伤后可出现剧烈腰痛和功能活动受限。腰部为人体躯干运动的枢纽，人体在弯腰时，脊柱两旁伸脊肌收缩，而维持躯干的位置和抵抗重力。当弯腰提重物或久蹲突然站立，腰部肌肉负重过大，强力收缩，而引起腰部肌肉和筋膜的损伤和撕裂。由于腰部肌肉与筋膜在动力功能上为一个整体，损伤后出现肌肉紧张和痉挛，日久可造成筋膜变性。筋膜损伤性炎症反应，又可加重肌肉损伤（图10-1）。当肌肉代偿功能失调时，又可继发韧带、关节囊和椎间关节与软骨改变，形成难以治疗的顽固性腰痛。

腰部急性伤筋，腰背板直，腰塌不起，腰部前屈、后伸或屈转时疼痛加重，甚至出现强迫体位。轻者腰向伤侧歪斜，双手叉腰，步履难行；重者卧床不起，深呼吸、咳嗽等均会加重疼痛。摸诊可发现腰部筋肉僵硬，指压痛处，肌痉挛可再现或加重。若为挫伤，可见局部瘀斑。伤筋兼痹者，腰部畏寒，俯仰转侧艰难，腰脊两侧筋僵痉挛。压痛点多位于骶棘肌、臀大肌、腰背筋膜等处。

腰扭伤患者有 20%～60% 可出现下肢牵扯痛，其原因是腰骶部肌肉为第 4、5 腰神经后支所支配，腰骶部韧带、骨膜和关节囊为脊返神经所支配。脊返神经是在腰神经前、后支分开之前分出，故与前后支皆有关系（图 10-2）。因此，一旦腰骶部肌肉、韧带、关节囊等组织受到损伤，使脊神经后支或脊返神经受到刺激，而出现下肢牵扯性疼痛。

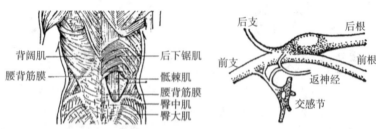

图 10-1 骶棘肌、腰背筋膜示意图　　图 10-2 脊返神经示意图

中医将腰扭伤因姿势不正确或突然改变体位而导致的损伤称闪腰；因搬持重物而导致的损伤称扭腰；因跌扑或外力直接作用于腰部而导致的损伤称挫腰。一般闪腰损伤较轻，扭腰略重，挫腰则因其局部瘀血，往往症状较剧烈。急性腰部筋伤日久失治或治不得法而转成慢性者，或复感风寒湿邪而兼痹痛者，可出现腰腿麻木，不能屈伸、俯仰及转侧等。正如《金匮翼》上说："盖腰者，一身之要，屈伸俯仰，无不由之。若一有损伤，则血脉凝涩，经络壅滞，令人卒痛不能转侧，其脉涩，日轻夜重是也。"

◆ 理筋手法

1. 点穴开筋法：患者取俯卧位，医者用拇指按揉腰阳关、肾俞、气海、大肠俞、委中等穴，并弹拨患处骶棘肌后，再用掌根按揉伤处。力量要柔和深透，以使肌肉充分放松。

2.搬提戳按法：患者取俯卧位，两下肢自然伸直，两手放于胸侧壁或放在头前方。医者站在健侧，一手掌按住腰部痛处，一手依次向背侧搬提患者两肩及两下肢，搬提的同时，按腰部之手掌用力向下戳按（图 10-3）。

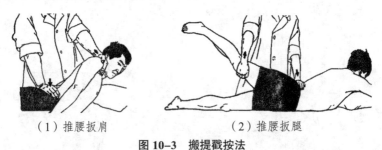

（1）推腰扳肩　　　　　　　（2）推腰扳腿

图 10-3　搬提戳按法

3.弯腰挺立法：患者两足分开，比肩稍宽站立。医者两足前后分开，右足在患者两足站立的后方，站在患者背后将右前臂绕过患者少腹，两手扣抱住患者，施术时，使患者直膝尽量向前弯腰；然后再嘱患者将腰缓缓伸直，并向后背伸，同时将患者抱起，此时医者用右侧髋部抵住患者腰部痛处，然后突然放手，使患者落地站稳（图 10-4）。此法适用于腰前屈受限者。

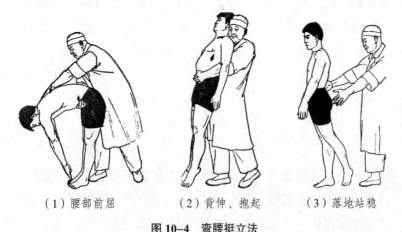

（1）腰部前屈　　　　（2）背伸、抱起　　　　（3）落地站稳

图 10-4　弯腰挺立法

4.直立晃腰法：患者两足分开与肩同宽站立，腰微前屈，双手伸直扶桌沿，医者站在患者侧方，一手掌掴在患者少腹气海穴处，另一手按住腰部伤处。施术时，将腰部环转摇晃，左右各 6 ～ 7 次，掴气海穴之手先向后推，使腰前屈，按腰部之手随即向前用力戳按，使腰伸直再按揉痛处（图 10-5）。此法适用于腰后伸受限者。

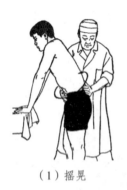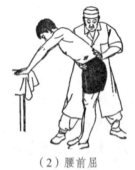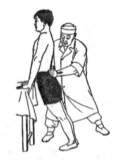

（1）摇晃　　　　　　（2）腰前屈　　　　　（3）使腰伸直、戳按

图 10-5　直立晃腰法

二、腰椎间盘突出症

腰椎间盘突出症又称腰椎间盘纤维环破裂症，是由于腰椎间盘的退变与损伤，引起脊柱内外平衡失调，而造成纤维环破裂，髓核脱出，压迫脊髓或脊神经根而产生腰痛和坐骨神经痛。

（一）病因

1.退变

退变是椎间盘突出的基础和内因。腰椎间盘承受着来自躯干上部的压力和各种扭转应力和剪应力，随着年龄的增长，当纤维环及髓核退变速度不一致时，各种应力反复叠加作用，使椎间盘本身所承受的压力不断增加，退变的椎间盘纤维环易发生破裂。日久，椎间盘出现脱水、纤维化、弹性减弱等不同程度的退行性改变，椎体间隙变窄，周围韧带松弛，导致脊柱内外平衡失调，稳定性下降。

2. 慢性劳损和外伤暴力

由于腰骶部弯曲向前，应力及承受力主要集中在后部，腰椎间盘纤维环后外侧较薄弱及后纵韧带自第一腰椎平面以下逐渐变窄，至第 5 腰椎和第 1 骶椎时，宽度只有原来的一半，使后纵韧带在椎间盘侧后方阻挡之力明显减弱。当腰部过度负荷，特别是长期从事弯腰、扭转等动作，髓核可能冲破已破裂的纤维环，而向侧后方突出，引起脊髓或神经根的刺激和压迫症状。椎间盘在弯腰和受压时可发生变形，吸水能力降低，待到压力解除，变形和吸水能力才能恢复，腰部积累性劳损，髓核长期得不到正常充盈，导致纤维环的营养供应也长期不足，易造成纤维环破裂。积累性劳损可导致椎间盘组织退变和椎间盘膨出，也是引发腰椎间盘突出的主要诱因；一次性的外伤暴力多在劳损的基础上造成退变椎间盘的破裂和突出。

3. 寒冷刺激

部分腰椎间盘突出的患者，无明显损伤史，只因受寒冷刺激而发病。其原因可能是椎间盘发育上有缺陷，寒冷可使腰背肌肉痉挛和小血管收缩，影响局部血液循环，进而影响椎间盘营养供应。同时，由于肌肉的紧张痉挛，可增加对椎间盘的压力，对已变性的椎间盘可造成进一步损伤，致使髓核突出。另外，遗传因素、妊娠、糖尿病、吸烟、腰穿、腰骶椎先天性异常等也能诱发椎间盘突出。

（二）分类

根据髓核突出的方向，可分为以下 3 类。

1. 向后突出：此类突出最有临床意义，一般临床所称椎间盘突出，皆属此型。根据向后突出的部位不同，又分为单侧型、双侧型、中央型。

2. 向前突出。

3. 向椎体内突出。

后两种突出一般无临床意义。

（三）分型

1. 根据突出形态（图 10-6）

（1）幼稚型：早期的椎间盘突出，其后部纤维环部分断裂，髓核向后移位，顶起纤维环外层和后纵韧带，突出呈半球状，这种突出物易于还纳。

（2）成熟型：晚期或严重者，纤维环后部分或大部分完全断裂，髓核与破裂的纤维环完全突出到椎管内，突出物的形状不规则，突起范围一般广泛，与神经根可有粘连。重者可压迫两条神经根或产生马尾神经受压，腰椎后凸为主要体征，中央型突出多属此型。

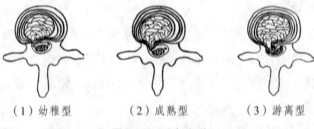

（1）幼稚型　　　（2）成熟型　　　（3）游离型

图 10-6　形态分型

（3）游离型：较少见，突出物已离开突出的破裂口，移到椎管中，甚至破入硬膜腔，可压迫硬膜，刺激神经根。临床症状与破裂型相似，神经根痛较轻，但马尾神经受压症状较重。

以上三种类型，非手术疗法用于幼稚型效果最好、成熟型次之，游离型应手术治疗。

2. 病理分型（图 10-7）

病理分型可分为退变型、膨出型、突出型、脱出后纵韧带下型、脱出后纵韧带后型、游离型等。前三种类型为未破裂型，后三种类型为破裂型，前四种类型非手术疗法疗效满意，后两种类型应以手术治疗为主，不宜用快速大重量牵引及旋转复位法，以免导致突出或病情加重。

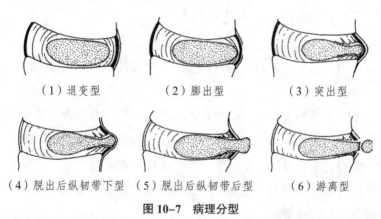

（1）退变型　　　　（2）膨出型　　　　（3）突出型

（4）脱出后纵韧带下型　（5）脱出后纵韧带后型　（6）游离型

图 10-7　病理分型

3. 中医分型

中医认为腰为肾之府，转摇不能，肾将惫矣，诸经皆贯于肾，而经于肾脊，经脉贯脊属肾，足太阳膀胱经挟脊抵腰。跌扑闪挫及各种原因伤及腰部，引起气滞血瘀，阻滞经络，引起腰腿痛。

（1）痹症型腰腿痛：腰部疼痛剧烈，不宜转侧，腰痛与天气变化有关。疼痛为游走性，以风邪偏胜为行痹；遇寒加重，怕冷喜暖为痛痹；关节酸麻，肢体重而不移为着痹。舌淡、苔白腻、脉沉缓。

（2）肾虚型腰腿痛：腰膝酸软，面色㿠白，腰部隐痛或刺痛，舌淡、苔白，脉沉迟。伴有形寒肢冷，神疲气短为肾阳虚；伴有眩晕耳鸣，手足心热为肾阴虚。

（3）瘀滞型腰腿痛：腰部拘急、僵硬、转侧不利，腰部刺痛拒按，痛有定处，有时连及臀及下肢部。舌质暗紫有瘀斑，脉滑涩。

（四）症状

1. 下腰痛

（1）慢性发作：临床表现为腰背部广泛的钝痛，起病缓慢，活动后腰痛加重，卧床休息后减轻，腰痛一般不影响工作。此类患者多属椎间盘纤维环尚完整，腰背痛发生可能是椎间盘退变刺激窦椎神经而致，多见于幼稚型突出或退变型患者。此型治疗以解除肌肉痉挛，减轻椎间盘压力为主，切忌强烈旋转、斜扳和暴力牵引，以免造成椎间盘进一步损伤。

（2）急性发作：临床表现为发病突然，腰痛剧烈，腰肌痉挛，腰部活动受限，以发作初期为重，之后逐渐减轻，一般平卧3～4周能缓解，此型多为纤维环突然全部或大部分破裂，髓核突出。如果突出物压迫了硬脊膜，刺激了脊膜支，可突然发生腰痛，但无腿痛。突出物压迫或刺激了坐骨神经才出现腰痛和神经根性下肢痛。

2. 坐骨神经痛

约95%的腰椎间盘突出症发生在第4、5腰椎及第5腰椎和第 1 骶椎的椎间隙，坐骨神经痛多为本病的主要症状。疼痛自臀部逐渐向下放射，多在腰痛消失或减轻时出现，表现为麻痛、针刺样痛或烧灼样痛，严重者似刀割样痛，多伴有下肢发胀，有时剧烈的神经根性下肢痛可掩盖了腰痛。患者咳嗽、打喷嚏、大小便等引起腹压增高时，可使腿痛加重。第 5 腰椎和第 1 骶椎间盘突出，放射至大腿后方、腘窝到小腿后外侧、外踝、跖部和小趾；第 4、5 腰椎间盘突出，放射至大腿外后方、腘窝、小腿前外侧至足背和踇趾；第 3、4 腰椎间盘突出（股神经受累），放射至大腿前方、小腿前内侧；少数患者可有双侧神经根性痛和麻木，常见于腰椎间盘突出症合并腰椎管狭窄。如有大块髓核和纤维环碎片从正中方向突入椎管，并伴有马尾神经症状，多见于中央型或游离型腰椎间盘突出，压迫了脊髓或两侧神经根。

3. 腰部活动受限

腰部各方向活动均受限制，尤以脊柱后伸受限时疼痛更明显，对诊断有较大参考价值，因后伸时椎间隙后方狭窄，挤压突出物，而加重了对神经根的刺激。

4. 脊柱外形改变

出现腰椎生理前凸变直或反张，导致椎间隙后方变宽，此改变可减小突出物后凸的张力，增加后纵韧带的紧张度，减轻对神经根的刺激，促使髓核部分还纳，同时椎管后侧黄韧带紧张，椎管容积也相应增加。脊椎侧弯时可减轻疼痛，侧弯方向可以体现突出物的位置和与神经根的关系，如果突出物在神经根的内侧及神经根与马尾成角处，腰椎凸向健侧；反之，如果突出物在神经根的外侧（即上方）则腰椎凸向患侧，以避开突出物对神经根的压迫（图 10-8）。部分患者可出现交替性侧凸，常为突出物位于神经根的正前方。第5腰椎与第1骶椎间盘突出多无明显脊柱侧弯，是由于髂腰韧带固定，第5腰椎难有较大侧屈活动所致。较外侧突出，可以压迫同一平面的神经根，但较内侧突出，则可使由下1～2椎节所发出的神经根皆受累。

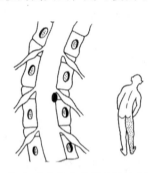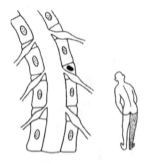

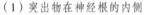

（1）突出物在神经根的内侧　　　　　　（2）突出物在神经根的外侧

图 10-8　脊柱侧弯与神经根受压的关系

5. 压痛

腰椎间盘突出症的压痛点多在棘间隙或棘突旁，如病变发生在第4、5腰椎或第5腰椎、第1骶椎之间，棘突旁可有深压痛，并向同侧臀部及下肢沿坐骨神经分布区放射。这种棘突旁压痛点，在第4、5腰椎间盘突出时更加明显，而在部分第5腰椎、第1骶椎间盘突出者，多不太明显，或仅有腰部压痛而无放射痛。

6. 患肢肌肉萎缩

患肢肌肉萎缩是因患者行走或站立时多以健肢负重，而逐渐出现失用性萎缩，或因神经根受压所致，临床检查时两侧下肢应做对比。

7. 感觉减退

一般认为，感觉减退是因突出的椎间盘压迫本体感觉和触觉纤维引起的；也有人认为，下肢麻木或感觉减退是因神经根受压所致。早期患者下肢神经支配区可有痛觉过敏，随着病程，可出现感觉麻木、迟钝、减弱或消失。感觉减退在小腿上外侧及拇趾根部为第 5 腰椎神经根受压，外踝部及足背外侧感觉减退为第 1 骶椎神经根受压，中央型髓核突出可出现鞍区麻痹。

8. 患肢温度下降

有部分患者会感觉下肢无汗、发凉、水肿，或足背动脉搏动减弱，这与腰部交感神经受到刺激有关。

9. 反射改变

患侧的膝反射及跟腱反射可以减弱或消失。膝反射减弱是第 4 腰椎神经根受压，第 1 骶椎神经根受压则跟腱反射减弱或消失。

（五）辅助检查

1. 特殊检查

（1）直腿抬高试验及加强试验（Bragard 征）：阳性。

（2）健肢抬高试验：健肢直腿抬高时，患肢出现坐骨神经痛为阳性。如果患侧突出的椎间盘组织在神经根腋部时，神经根向下移动受到限制，则引起疼痛。反之，突出的椎间盘组织在神经根的肩部（上方）时，则为阴性。

（3）屈颈试验：此试验多见于第 2、3 腰椎及第 2、3 腰椎间盘突出的患者。而第 4、5 腰椎及第 5 腰椎、第 1 骶椎间盘突出者阳性率较低。

（4）仰卧挺腹试验：阳性。

（5）足尖足跟站立试验：如用足尖走路有困难或不能时，表明腓肠肌受影响，即第 1 骶椎神经根受压，如用足跟走路时有困难或不能时，表明胫前肌等受影响，即第 5 腰椎神经根受压。

（6）弓弦试验：患者取坐位，头及脊柱保持平直，两小腿自然下垂。嘱患者将患肢小腿逐渐伸直或检查者用手扪压患肢腘窝，再将小腿逐渐伸直，出现坐骨神经痛者为阳性。

2. 影像学检查

（1）X 线平片检查：正位片可见脊柱侧弯，椎间盘突出之椎间隙两侧宽窄不等，常表现为凸侧椎间隙增宽，凹侧椎间隙变窄或大致相等。侧位片可见腰椎生理性前凸减少或消失，椎间隙前窄后宽，椎体边缘密度增高，个别病例有唇样骨质增生。

（2）CT 扫描：可见椎间盘后缘变形、硬膜外脂肪移位、硬膜外间隙中的软组织密度影、硬脊膜囊变形、神经根的压迫和移位、突出的髓核钙化。

（3）磁共振成像检查（MRI）：可见髓核为扁平形、圆形、卵圆形或不规则形及硬膜囊、脊髓受压的状况。

◆ 理筋手法

1. 点穴开筋法：患者俯卧，点按腰夹脊、肾俞、大肠俞、居髎、环跳、承扶、委中、承山、昆仑、太溪等穴。按揉腰部两侧膀胱经、臀部及患肢，在腰部反应点（阿是穴）和阳性反应物处施以轻柔弹拨和顺压，直至疼痛缓解为宜。

2. 拔伸牵顿法：患者俯卧，嘱患者放松，医者双手握住患侧踝部，反复牵拉数次后，突然顿牵一下，以感到牵拉至患处为宜。

3. 拔伸颤压法：患者俯卧，助手两人分别用双手拿住患者两腋部及双踝部，进行对抗牵拉，医者双手掌重叠按压腰部，反复有节奏地按压（图 10-9），上下往返操作 3 ～ 5 次。

4.腰椎旋转复位法：患者取坐位，腰部放松，两足分开与肩同宽，以向右侧旋转为例，助手面对患者站立，用两腿夹住患者大腿，双手按住大腿根部，以稳定患者坐势，医者坐（或弯腰站立）于患者右后侧，右手自患者右腋下穿过，绕至颈后，以手掌扶住其颈项，左手拇指向左顶推偏右的棘突，然后先使患者腰椎慢慢前屈至一定角度（拇指下有棘突活动感）时，右手用力将腰椎向右侧旋转，左手拇指同时用力顶推棘突，常可闻及响声并感到指下棘突有移动感（图 10-10），表示复位成功。

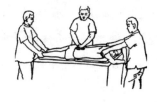

图 10-9　拔伸颤压法

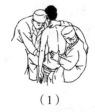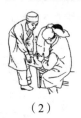

（1）　　　　　　（2）

图 10-10　腰椎旋转复位法

5.伸膝足蹬空法：患者仰卧，医者左手放于患膝关节下，右手扶在患膝上以保持髌骨，患肢踝部放在医者左手的肘部，做被动伸膝足蹬动作（图 10-11），角度由小到大，以患者能忍受为度。

6.直腿抬高被动足背伸法：患者仰卧，医者站在患侧，令患者直腿抬高至最高角度，一手扶患膝前侧，一手掌握住患侧足前部，使踝关节尽量背伸数次（图 10-12）。

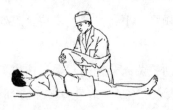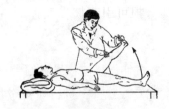

图 10-11　伸膝足蹬空法　　　图 10-12　直腿抬高被动足背伸法

7.滚床法：患者坐在床边，助手一手固定患者双膝，一手抱住双腿，医者站其身后，用双前臂从患者腋下穿过，并抱住躯干，用力向后上方提拔，然后保持拔伸力量，使患者向左或向右扭转，同时助手用力向下按压双腿（图10-13）。此法适用于脊柱侧弯者。

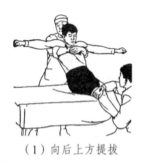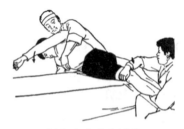

（1）向后上方提拔　　　　　　（2）向左或右扭转

图 10-13　滚床法

三、腰部韧带损伤

腰部韧带常见的损伤是棘上韧带、棘间韧带和髂腰韧带损伤。棘上韧带是桥架于各椎骨棘突上的索状纤维组织，有限制脊柱过度前屈的作用，此韧带在腰骶部较薄弱，在30～40岁的人群中，75%此韧带有不同程度的变性，所以容易遭受损伤。棘间韧带位于相邻的棘突之间，其纤维较短，腰部的屈伸动作会使棘间韧带经常因牵拉和挤压而遭受损伤，长期磨损可引起韧带变性。髂腰韧带起于髂嵴后部内侧面，止于第5腰椎横突顶点及其下缘，呈向内向下的斜行位置。髂腰韧带可限制第5腰椎前屈，并保护第5腰椎与第1骶椎间盘（图10-14）。

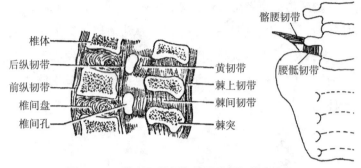

椎体

后纵韧带

前纵韧带

椎间盘

椎间孔

黄韧带

棘上韧带

棘间韧带

棘突

髂腰韧带

腰骶韧带

图 10-14　棘上、棘间韧带及髂腰韧带示意图

　　腰部韧带的作用是限制椎骨间的过度活动，正常情况下肌肉的保护作用可使韧带免受过度的牵拉。当肌肉收缩力量不足或腰部完全屈曲时，韧带处于紧张状态。在外力作用下，腰椎前屈超过韧带弹性范围，韧带则被拉伤，甚至发生撕裂。腰部经常过度前屈，使韧带处于长期紧张状态，可造成韧带劳损和变性。躯干强行旋转外力可引起横突间韧带和髂腰韧带损伤。

　　伤后腰部疼痛，不能前屈或转侧。体格检查可发现腰肌紧张，棘突或棘间压痛，痛点常固定在 1 ～ 2 个棘突上或棘间，用指腹触之可有韧带肥厚、滑移或剥离。腰前屈活动受限且疼痛加重，部分患者可有反射性下肢牵扯痛，仰卧屈髋试验阳性。髂腰韧带扭伤的压痛点在髂嵴后部与第 5 腰椎间（髂腰角）三角区，压痛深在，脊柱屈伸或旋转时疼痛加剧。

　　腰部韧带损伤，若不能及时给以恰当治疗，韧带易发生劳损，逐渐出现退变而产生慢性腰痛，不能胜任繁重工作。有些学者将髂腰、腰骶、骶髂部位的伤筋，统称为腰骶髂三角的损伤。

　　X 线检查多无异常发现，有时可见棘突或腰骶部先天变异。

棘上、棘间韧带断裂者，棘突间距离可增大。

◆ 理筋手法

1. 点穴开筋法：患者俯卧，医者用两手拇指分别按揉两侧委中穴，再用拇指在髂腰角处与肌纤维垂直处施以弹拨，再顺其方向给以顺压。

2. 摇晃戳按法：患者俯卧，医者一手掌按于伤处，另一手抱住患者下肢向上托起，环转摇晃 6～7 次，再向斜上方拔伸，同时按腰部之手掌用力向下戳按。亦可让助手握住患者双足踝部，将双下肢提起，医者用一手掌按住伤处，另一手前臂抱住两下肢，与助手协同用力，将下肢环转摇晃 6～7 次，然后再用力向斜上方拔伸，同时按腰部之手掌用力向下戳按（图 10-15）。此法适用于棘上、棘间韧带及横突间韧带损伤。

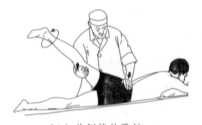 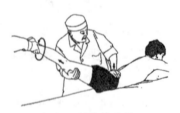

（1）单侧拔伸戳按　　　　　（2）双侧拔伸戳按

图 10-15　摇晃戳按法

3. 摇晃屈戳法：患者侧卧床边，伤侧再上，一助手一手扶患者腋下，另一手掌按在伤处，医者一手掌握住伤侧下肢踝部，将伤肢拔直，另一手掌扶伤侧髋部，握踝部之手由外向里环转摇晃伤肢 6～7 次；医者将伤侧下肢小腿夹在腋下进行拔伸；然后将伤肢屈曲，使膝关节靠近胸部，足跟靠近臀部，同时扶髋部之手改按在伤处助手之手背上，进行戳按，最后将伤肢伸直（图 10-16），此法适用于髂腰韧带和腰骶、骶髂关节及韧带的损伤。

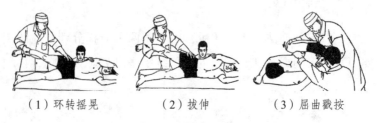

（1）环转摇晃　　　　（2）拔伸　　　　（3）屈曲戳按

图 10-16　摇晃屈戳法

四、腰骶关节损伤

腰骶关节是躯干活动的枢纽，有较大的屈伸和旋转活动，由于腰骶关节组织结构的特点和部分患者腰骶部有先天畸形和变异，或外力作用，致使腰骶关节极易受到损伤。

1. 组织结构特点

因第 5 腰椎椎体较小，前厚后薄形成楔形椎体，嵌于第 4 腰椎和骶椎之间，在骶椎上面与水平线之间形成 30°～ 40° 的腰骶角（图 10-17）。此种腰骶椎形成的剪力结构，有利于腰骶曲度的过度，但增加了椎弓峡部的压力和椎体的位移，也使得第 5 腰椎、第 1 骶椎间盘承受的剪力增加，使其容易损伤和退变。

2. 先天畸形和变异

第 1 骶椎上关节突呈冠状位排列，其关节面与水平面呈垂直状并稍向后倾，有利于保持腰骶后关节的稳定和防止前脱位。但有部分上关节突为矢状面排列，或一侧为冠状面排列，另一侧为矢状面排列，两侧关节面排列不对称（图 10-18），或腰骶部隐裂，腰椎腱化或骶化，及骶椎腰化、结构缺陷或应力不对称、运动不协调等而易出现损伤。

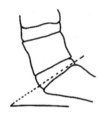
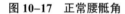

图 10-17　正常腰骶角

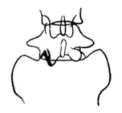

图 10-18　腰骶两侧关节面排列不对称

3. 外力作用

当腰骶部过度伸屈和旋转时，由于腰骶关节所受重力及外力的作用超过其承受范围，即产生腰骶关节急性损伤。外力损伤失治或慢性劳损，可引起腰骶关节积累性损伤，而产生腰骶部顽固性疼痛。

急性扭伤后，腰骶部剧痛，不能直腰，步行迟缓，多以一手支撑腰部或双手叉腰，以减轻疼痛，咳嗽与喷嚏时腰痛加重，尤以坐位时站起不能或困难为其特征。体格检查发现患者腰部平直，两侧腰肌紧张，腰呈前倾，或向一侧偏斜，腰部活动明显受限，腰骶部压痛，部分患者可出现神经根刺激症状。腰骶部劳损，则表现为腰骶部顽固性疼痛，久坐、久站及劳累后症状加重，腰前屈和后伸受限，腰骶部压痛不明显，但深部有叩击痛。骨盆旋转试验和腰骶部被动过伸过屈试验阳性。

X 线片可见部分患者腰骶部先天畸形和变异。

◆ 理筋手法

1. 点穴开筋法：患者俯卧位，医者用两拇指按压患者两侧委中穴，再弹拨、按揉腰骶部痛点和腰骶部阳性反应物，以使其组织充分放松。

2.腰部斜扳法：患者侧卧位，患侧在上，髋、膝关节屈曲；健侧在下，髋、膝关节伸直；医者站于患者对面，将一侧前臂置于患者肩前方，另一侧前臂置于患者臀后方，两手相对用力，使患者上半身旋后，骨盆旋前，让患者腰部放松，活动至最大范围时，用力做一次稳定的推扳动作（图 10-19），此时可闻及清脆的弹响声。

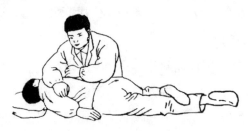

图 10-19　腰部斜扳法

3.仰卧屈膝晃腰法：患者仰卧，屈膝屈髋。医者一手按在患者双膝上，另一手按在双小腿上，做环转动作左右各 6 ～ 7 次。医者用力向前下方按压患者小腿，使膝部靠近胸部。然后，置于小腿上的前臂改置于小腿下方，两手抱住小腿，用力将双下肢向前上方拔直（图 10-20）。

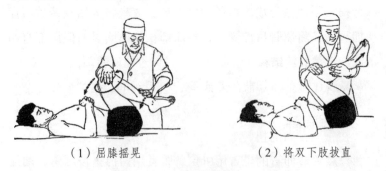

（1）屈膝摇晃　　　　　　　（2）将双下肢拔直

图 10-20　仰卧屈膝晃腰法

五、骶髂关节错缝

骶髂关节错缝又称骶髂关节扭伤、骶髂关节半脱位等。骶髂关节是脊柱与下肢之间的桥梁，是承受重力的缓冲部位，正常情况下只有少许的旋转活动。因其耳状关节面不平，有凹陷和隆起而互相吻合，有人称其为"滑膜关节"，它的稳定性主要依靠骶髂前、后韧带和骶髂间韧带（图 10-21）。

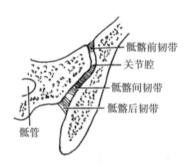

图 10-21 骶髂关节韧带示意图

当骶髂关节受到较大外力的冲击，地面作用力通过坐骨结节向上传导至髂部，而躯干重力向下冲击至骶部，二力交汇于骶髂关节，使髂骨向上向内受到牵拉；或外力使骶髂关节过度前后旋转，将髂骨推向前下或内上方，使骶髂关节周围韧带扭伤或产生关节面错移。

在髋关节伸直、膝关节屈曲的位置下，附着于大腿前部髂骨前侧的股四头肌紧张，向前牵拉髂骨，同时骶骨向同侧后旋，两者在相反方向的扭转下，使髂骨向前错移。反之，在髋关节屈曲、膝关节伸直的位置下，附着于大腿后部坐骨结节的腘绳肌紧张，向后牵拉髂骨，同时骶骨向对侧前旋，两者呈相反方向作用，使髂骨向后错移（图 10-22）。

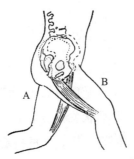
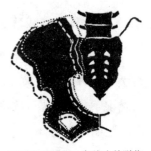

A. 大腿前侧肌肉紧张，骶骨后旋，髂骨向前移位
B. 大腿后侧肌肉紧张，骶骨前旋，髂骨向后移位

点线为后脱位，条线为前脱位

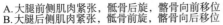

图 10-22　骶髂关节错移示意图

若妇女在妊娠晚期和产后早期，由于内分泌的改变，骶髂关节附近的筋肉和韧带变得松弛，体重和腰椎前凸增加及不正常体位牵拉或扭转，也可导致本病。此外，解剖结构变异，如第 5 腰椎横突骶化，特别是单侧骶化，或用力不平衡，而使一侧骶髂关节发生扭伤、错移或慢性劳损。

急性损伤多有明显外伤史，伤后即感下腰部一侧疼痛，尤以站立或行走时症状加重，转动不利，其疼痛可放射至下肢及足跟，不敢用力咳嗽和打喷嚏，有时疼痛可累及腹股沟处。躯干倾向患侧，多采用健侧负重，用足尖着地行走，以使患髋、膝关节保持轻度屈曲位，以减轻疼痛。

慢性损伤患者，病史较长，症状时轻时重，呈持续性阵发性或顽固性下腰痛。疼痛部位、范围、界限模糊不清，经常发生下肢放射痛。坐位时多以健侧负重，站立时患侧臀部稍后倾。病程较长者，可有下肢浮肿和肌肉萎缩。

体格检查可见患者腰部僵直，腰椎侧弯，腰肌和臀肌痉挛。骶髂关节压痛明显，有时可触及痛性索条状物或筋结。坐位屈伸时疼痛不明显，站立位屈伸时疼痛剧烈。骶髂关节错移者，局部疼痛明显，触摸对比髂后上棘处有凸起或凹陷。双下肢量比差在 0.3cm 以上有诊断意义，1cm 以上有确诊意义，通常不超过 2cm。患侧下肢缩短，髂后上棘凸起，骶髂关节间隙变窄，为向后错缝移位；反之，患侧下肢变长，髂后上棘凹陷，骶髂关节间隙变宽，为向前错缝移位。

骨盆挤压、分离试验、"4"字试验、单腿后伸试验（即筒柄试验）、单腿跳跃试验均为阳性。

X 线检查一般无明显变化，骶髂关节错移者，正位片可见两侧骶髂关节不对称，关节间隙略有增宽或髂骨上移。

中医称此部位伤筋为胛肋骨离位伤筋，胛肋骨在腰骨末节以下左右，为下载两腿之主骨，如有跌打磕垫或持物斜扭，可伤其骱缝，使胛肋骨离位。患有此症，患者塌腰站立，久站则坐卧困难，坐卧后起身不能，强行起身，患处甚痛。哪侧离位，哪侧腿感沉重。伤腿不能屈伸翻转，睡眠难以翻身。

◆ 理筋手法

1. 点穴开筋法：患者取俯卧位，医者用拇指按揉八髎、大肠俞、关元俞、环跳等穴，并在骶髂关节痛点（阿是穴）或阳性反应物处，施以轻柔弹拨和顺压，施术时配合髋关节后伸和外展的被动运动，以达到解痉止痛之目的。待肌肉痉挛解除后，有明显关节错移征象者，可采用以下手法复位。

2. 骶髂关节向前错移整复手法（以右侧骶髂关节向前错移为例）：患者取仰卧位，医者立于患者右侧，用右腋下夹住患者右足踝部，右手肘屈位拿住患者小腿之后侧，左手搭于患肢膝关节的前侧，用力向下牵引患肢 1～2 分钟，可听到复位关节的弹响。医者体位不变，左手掌改放于患者股骨大转子，以强力屈曲其髋、膝关节，至最大限度为止（图 10-23）。然后将患肢稍外展位，再施行牵引。

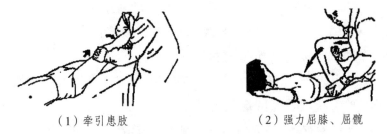

（1）牵引患肢　　　　　　　（2）强力屈膝、屈髋

图 10-23　骶髂关节向前错移整复方法

3.骶髂关节向后错移整复方法（侧卧推扳法）：患者健侧卧位，下肢伸直，患侧屈膝屈髋，医者站在身后，一手向前抵住患侧骶髂关节，一手握住患侧踝部，向后拉至最大限度的同时，两手做相反方向的推拉。或患者俯卧位，医者站于健侧，一手向下按住患侧骶髂部，一手托起患侧下肢，两手对称用力，使患侧下肢后伸至最大限度，然后两手同时用力做相反方向的骤然扳动（图 10-24）。

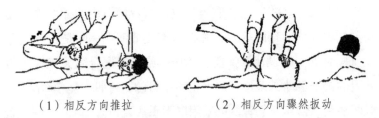

（1）相反方向推拉　　　　　（2）相反方向骤然扳动

图 10-24　骶髂关节向后错移整复手法

4.足蹬复位法（以左侧骶髂关节错移为例）：患者俯卧，医者用右足跟蹬在患者健侧坐骨结节上，双手握住患侧足踝部，右足用力向上蹬坐骨结节，双手用力向下牵拉患下肢使其复位（图 10-25）。

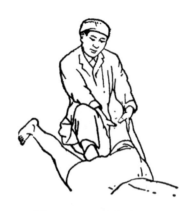

图 10-25　足蹬复位法

六、腰椎后关节错缝

腰椎后关节错缝又称腰椎小关节紊乱、腰椎后关节滑膜嵌顿等。腰椎后关节由上位椎骨的下关节突及下位椎骨的上关节突构成，其关节突关节面呈半冠状位及半矢状位排列，关节面有软骨覆盖，关节囊内层为滑膜，能分泌滑液，小关节属微动关节，主要作用是稳定脊柱，引导脊柱的运动方向（图 10-26）。在人体站立时，脊柱椎间两侧的小关节和椎间盘，呈三角负重状况，为脊柱的可动部分。脊柱前屈时，椎间盘负重力大；脊柱后伸时，两侧小关节负重力大；脊柱旋转时，一侧小关节张开，另一侧小关节变窄。

当腰部过度扭转或受到扭转外力的作用，腰部周围的肌肉、韧带平衡失调，使腰椎两个下关节突关节面一个向前，一个向后错移，不能恢复原位，而引起腰椎后关节旋转错移。因第 4 腰椎的扭转力最大，发生旋转错移的机会相对较多。当腰椎过度前屈和向一侧旋转或单纯旋转的瞬间，使关节间隙张开，由于负压作用，滑膜被吸入张开的小关节间隙内，当腰部伸直时，嵌夹于关节面之间。因腰骶关节的后关节面多为冠状位排列，最易发生本病，第 4、5 腰椎间也为多发。

另外由于腰部活动频繁，外伤、劳损或先天性畸形等，也为腰椎后关节错移多发的原因。

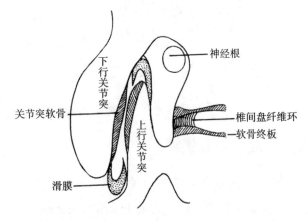

图 10-26　腰椎后关节示意图

患者大多数有腰部扭伤的病史，伤后下腰部疼痛剧烈，不能活动，患者表情痛苦，惧怕别人搬动，疼痛部位多在第 4、5 腰椎和腰椎关节两侧，腰肌紧张僵硬，腰部活动功能几乎全部丧失，可伴有臀部和下肢放射痛。体格检查可见腰部僵直，腰肌痉挛，脊柱可出现侧弯，腰椎后关节旋转错移者，压痛点多在棘突旁，仔细触摸对比，可发现患椎棘突略向左或右侧偏移，腰椎做旋转动作，症状明显加重。如第 4 腰椎下关节突关节面左侧向前错移，右侧向后错移，则出现棘突偏向左侧的旋转移位。

腰椎后关节滑膜嵌顿者，患者多有前屈旋转腰部或下蹲位过久突然直立的病史。压痛点多位于第 4、5 腰椎及第 5 腰椎、第 1 骶椎棘突旁 1 ～ 2cm 处。此症有外伤轻微、发病迅速、疼痛剧烈、后伸障碍明显等特征。

X线片可见腰椎后关节排列方向不对称、腰椎侧弯和后突、椎间隙左右宽窄不等。

◆ 理筋手法

1. 点穴开筋法：患者俯卧，按揉腰夹脊、大肠俞、居髎、环跳、委中等穴，并在两侧骶棘肌、腰骶部（重点是阿是穴），施以轻柔弹拨和顺压。

2. 腰椎旋转复位法（图10-10）：见上文。

3. 推扳法：患者侧卧，医者站于患者背侧，一手扳住患者肩部，另一手推患者臀部，向相反方向进行扳推，做腰部扭转活动，再推肩部，扳臀部，同样做相反方向搬扳（图10-27）。

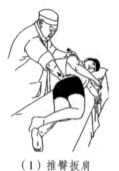 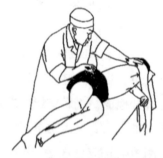

（1）推臀扳肩　　　　　　　　　　（2）推肩扳臀

图10-27　推扳法

4. 背法：将患者反背起以牵伸腰脊椎，又有"背抖法"之称。医者和患者背对背站立，双足分开与肩等宽，用两肘套住患者肘弯部，然后弯腰、屈膝、挺臀，将患者反背起，使其双脚离地悬空，此时患者头应后仰，紧靠医者背部，先利用患者自身体重牵伸腰脊椎，然后做快速伸膝挺臀动作，同时以臀部着力颤动或摇摆、抖动患者腰部，使患者腰部和下肢部随之左右摆动（图 10-28），使错位小关节和痉挛肌肉得以松动或复位。此法适用于腰背伸受限者。

5. 蹲压法：患者慢慢蹲于地下，医者立其后勿使后仰，用两手分按患者两肩，让患者低头屈腰，待肌肉放松后，两手同时用力下压（图 10-29）。反复操作 2～3 次。此法适用于腰前屈受限者。

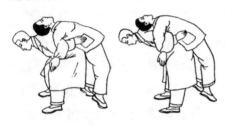 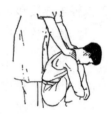

图 10-28　背法　　　　　　　　图 10-29　蹲压法

6. 挎打法：患者站立，医者立于患者健侧，患者健侧之手扶于医者肩上。医者一手握住患侧腕部，另一手则托住患者腰部，令患者身体向健侧倾斜，用大力将患者侧腰提起，使患者足部离开地面，之后突然把患者向上抛起，医者迅速撒手，用双手掌推按患者健侧胁下，助手在对面迎接住，使患者不致跌倒（图 10-30）。此法适用于腰侧屈受限者。

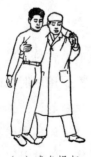 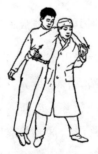 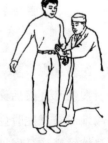

（1）准备提起　　　（2）提起向健侧屈　　　（3）推按健侧胁下

图 10-30　挎打法

7. 胸腰椎小关节错移复位法（图 10-31）：

（1）攀索复位法：患者一侧错移，医者一手拇指按于错位下一棘突健侧，另手拇指向正中推错位棘突。患者两侧错移，医者两拇指下压凸出棘突，压平复位。此法适用于第 3 腰椎至腰骶关节错移。

（2）单人复位法：患者正坐，医者一手从前侧抱住患者胸部上提，另一手向中线推错位或下压凸出的棘突。推或压时嘱患者要配合咳嗽，借其气复位。此法适用于下胸段及腰椎关节错移。

（3）三人整复法：患者俯卧，腹部垫枕，助手两人分别进行上下对抗牵引，医者两拇指向中线推挤或下压凸出棘突。此法适用于胸腰段关节错移。

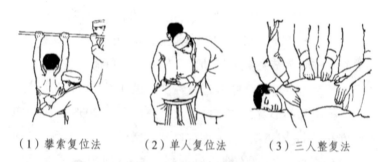

（1）攀索复位法　　　　（2）单人复位法　　　　（3）三人整复法

图 10-31　胸腰椎小关节错移复位法

七、腰椎椎管狭窄及侧隐窝狭窄症

腰椎椎管狭窄及侧隐窝狭窄症是因先天或后天的各种因素，使腰椎椎管发生骨性或纤维性管腔狭窄，刺激或压迫由此通过的脊神经根或马尾神经而引起腰痛，导致下肢痛、麻木无力及间歇性跛行等一系列临床症状。

1. 先天性 / 发育性腰椎椎管狭窄症

先天性 / 发育性腰椎椎管狭窄症又称原发性腰椎椎管狭窄症，系由早期发育不良所致，通常累及整个脊柱而呈均匀一致的狭窄，椎管的前后径及横径均较小，椎管容量减少，第五腰椎椎管的发生率最高。也有部分患者腰椎椎管横径很小，个别的下关节突发育畸形靠近中线，这些都是推挤和卡压神经根的潜在因素，可见于侏儒症、椎弓根短缩症等患者。先天性腰椎椎管狭窄症多发于青年人，是椎管狭窄症的发病基础。

2. 获得性腰椎椎管狭窄症

获得性腰椎椎管狭窄症又称继发性腰椎椎管狭窄症。此型椎管狭窄症多发于中老年人，其中退行性变是腰椎椎管狭窄症的主要发病原因。

（1）退变性腰椎椎管狭窄：此型椎管狭窄呈阶段性分布，多发于第 4、5 腰椎。由于椎间盘退变，椎间隙狭窄，腰椎椎体间失稳，椎间关节突关节松动，后部关节突负荷加重，下位椎体上关节突上移，导致腰椎退行性变，逐渐累及黄韧带、后纵韧带、椎板和关节突，使腰椎椎管内骨质增生，黄韧带肥厚（正常厚度在 5mm 以下），后纵韧带松弛、钙化，关节突增生、肥大、移位，椎板肥厚（椎板厚度超过 5mm 即为不正常）等，均可突向椎管，产生椎管、侧隐窝和神经根管形态和容积的改变，形成狭窄。椎管狭窄使通过的神经根和马尾被卡压、牵拉，导致狭窄节段间的血液循环障碍，静脉回流受阻，神经根充血和水肿，神经传导延迟，造成暂时性神经损害，引起腰腿痛和间歇性跛行。严重退行性变可加重椎管狭窄程度或导致椎体滑移，出现假性滑脱。

（2）脊椎滑脱型：此型由于先天性或后天性因素引起椎弓

根崩裂，峡部不连接，发生脊椎滑脱。

（3）损伤性腰椎椎管狭窄症：因腰部的骨折、脱位，以及椎管结构发生变异，导致椎管狭窄。

（4）医源性腰椎椎管狭窄：见于椎板切除术后、脊柱融合术后及髓核溶解术后。手术创伤增加了黄韧带的肥厚和椎板增厚的变化，不合理的植骨融合也可使椎管变小，造成马尾神经受压。这一型患者多数呈进行性改变。

（5）其他原因：如氟骨病、畸形性骨炎、软骨发育不全等。

3. 混合型

先天性/发育性腰椎椎管狭窄症、获得性腰椎椎管狭窄症、椎间盘突出中的任何两种情况混合存在。

根据狭窄部位的不同，可分为中央型狭窄、侧隐窝狭窄型和混合型狭窄三种类型（图10-32）。

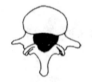

　　　正常　　　（1）中央型狭窄　　（2）侧隐窝狭窄型　　（3）混合型狭窄

图 10-32　腰椎椎管狭窄类型

（1）中央型狭窄：中央型腰椎椎管狭窄症又称马尾神经型或间歇性跛行型腰椎椎管狭窄症，其以神经性间歇性跛行为主要临床表现，而无神经根痛及阳性体征。病理特征主要为椎管中矢状径狭小，测量最小仅5mm，病因为先天性或后天性因素，但部分均有综合性的退行性病变。间歇性跛行可作为诊断腰椎椎管狭窄的重要依据，其主要表现为下腰部疼痛，两下肢酸胀、感觉异常、麻木、疼痛无力。当直立或行走数十米到数百米，腰椎呈后伸位时，症状可明显加重；被迫弯腰、下蹲或坐位时，腰椎呈前屈位，症状明显减轻，重复以上体位则出现同样的症状。不少患者骑自行车时无妨碍。压迫马尾神经导致间歇性跛行，其机理可分为姿势型和缺血型两类。姿势型为伸腰时腰椎椎管短缩 0.22cm，神经组织相应变短、变粗，椎管壁的黄韧带松弛前凸，椎管造影剂在后伸位时不易通过，弯腰后可解除，故患者在站立和伸腰时症状加重。缺血型因椎管容积小、血流受阻导致供血、供氧不足，步行时血循环增加，血流受阻加重，灌注神经根的小动脉受压，供血不足，引起缺血型神经根疼痛和马尾性间歇性跛行。下蹲休息后，缺血情况改善后又可行走。本型体征较少，通常腰部活动正常，下肢常无异常发现，少数患者直腿抬高试验为阳性，踝反射减弱，严重者可有马鞍区感觉减退、大小便功能障碍、性功能障碍，下肢感觉与肌力减退的范围也常较大，亦可无神经根或马尾损害的体征。

（2）侧隐窝狭窄型：腰椎椎管侧隐窝狭窄型又称神经根管型或坐骨神经型。腰椎椎管侧隐窝是指椎管向侧方延伸略呈三角形的间隙，其前壁为椎体后缘和椎间盘，外侧壁为椎弓根的内壁，内侧壁为硬膜囊及硬膜外结缔组织，后壁由黄韧带的外侧部、上关节突的前面及相应椎板上缘构成（图 10-33）。侧隐窝狭窄多发生于三叶形椎管，因其侧隐窝深，前后径小，本身就存在狭窄的因素。第 4、5 腰椎椎管多以三叶形为主，因而侧隐窝狭窄症都发生在下位两个腰椎处。三角形椎管侧隐窝浅，一般不发生狭窄。先天发育形成的侧隐窝狭窄为本型的产生提供了解剖学基础，但后天因素也很重要。由于椎间盘退变，小关节肥大、增生，椎间隙变窄，相邻椎体轻度滑脱，或侧隐窝后壁的黄韧带肥厚（正常厚约 2mm），侧隐窝前壁椎间盘突出及椎板上缘增生，腰椎峡部裂，产生过多的纤维软骨和瘢痕组织等原因，导致侧隐窝狭窄，使行经其中的神经根遭到嵌压。侧隐窝狭窄也是椎管狭窄的原因之一，当侧隐窝狭窄，神经根周围保留间隙变小，已接近受压状态时，持续劳累或一次突然外伤，可使神经根及周围组织水肿，从而使压迫突然加重，短期内出现神经根痛。本型发病特点为根性神经痛，一般无明显间歇性跛行，可有腰痛和坐骨神经痛。疼痛比单纯椎间盘突出更为严重，从腰臀部向下肢放射，有感觉异常和麻木，常发生于肢体一侧。症状出现于行走、跑步或久站之后，下蹲或平卧后症状可缓解。这是由于站立、行走时，腰椎前凸增加，导致上关节面前移，而使侧隐窝更加狭窄，压迫神经根，使下肢疼痛加重。当下蹲、弯腰时，腰椎处于屈曲位，黄韧带紧张、变薄，椎间孔相对增大，上关节前移消失，使侧隐窝的空隙相对增大，从而减轻对神经根的压迫，使下肢疼痛缓解。咳嗽时多有患肢放射痛，腰后伸时可致下肢麻痛而受限。下肢麻木沿第 5 腰椎或第 1 骶椎神经支配区放射，常有下肢肌肉萎缩、踝背伸肌力减弱、踝反射降低等改变。有些患者可表现为不同程度的括约肌功能障碍，如大便干燥、尿频、排尿费力等。

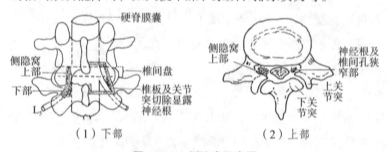

图 10-33　侧隐窝示意图

（3）混合型：间歇性跛行和神经根痛两型症状与体征同时出现，中央椎管和神经根管均有不同程度狭窄，骨性增厚与软组织肥厚并存。本型患者检查常无明显阳性体征，其原因是患者体检时卧位或患者常取腰前屈姿势时，症状可缓解，后伸腰时症状才加重。腰椎正侧位 X 线平片，测量椎管横径与矢状径。正位片显示，椎间关节向中线偏移，关节突肥大，下关节突间距小，椎板间隙狭窄。侧位片显示，椎体后缘有骨嵴凸起，椎间关节肥大，椎弓根短，椎间孔前后径小（一般认为小于15mm，即有神经根管狭窄的可能），关节突肥大，硬化等。斜位片除真性椎体滑脱之外，其余关节突之间没有缺损。许多学者认为腰椎椎管正中矢状径测量，小于 15mm 为不正常，小于12mm 为狭窄，10mm 以下为绝对狭窄，10 ～ 12mm 为相对狭窄。因上关节突前倾，椎弓根上缘处侧隐窝的前后径最窄，椎体后缘到上关节突前缘的距离为侧隐窝的高，正常时等于或大于 5mm，则可排除侧隐窝狭窄，等于或小于 3mm 为可疑狭窄，等于或小于 2mm，则可诊断为侧隐窝狭窄。CT 与 MRI 的应用，对诊断腰椎椎管狭窄症均有重要价值，CT 扫描能准确地测定椎管的形态和管径大小，清楚了解椎管狭窄的病理状态及侧隐窝狭窄、椎间孔横断面形状（图 10-34）。MRI 能显示狭窄、滑椎及椎间盘变性，神经根周围脂肪消失表示神经根受压，可见黄韧带肥厚。本型与椎间盘突出症可并存，具有狭窄椎管及三叶形椎管者，小的椎间盘突出即可压迫神经产生症状。两者的区别在于如侧隐窝矢状径大于 5mm，有较大的椎间盘挤压神经根者，应属椎间盘突出症；如矢状径小于 5mm，合并有小的不超过侧隐窝直径一半的椎间盘膨隆者，应属侧隐窝狭窄。

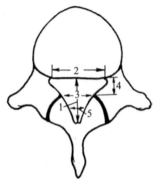

1.矢状径；2.横径；3.关节间径；4.侧隐窝宽度（上关节面前内点至椎管前缘距离）；5.椎板间径

图 10-34　腰椎椎管 CT 测量

◆ 理筋手法

1.**点穴开筋法**：患者俯卧，按揉腰夹脊、三焦俞、肾俞、大肠俞、关元俞、居髎、委中、承山等穴，肘压环跳，以通经活络。再掌揉两侧膀胱经至臀部及小腿，寻找腰骶部痛点（阿是穴）或阳性反应物施以弹拨顺压，以使其腰骶部肌肉、韧带充分放松。

2.**俯卧分推法**：患者俯卧，下腹部垫枕，医者一手放于腰部，另一手掌根放于骶椎处，分别向相反方向颤推，以加大下腰段椎管容积（图 10-35）。

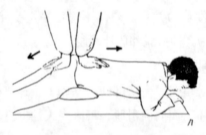

图 10-35　俯卧分推法

3. 双人腰部卷曲法：患者取仰卧位，医者两人分别站于患者两侧，各压一腿并托一侧臀部，二人同时用力压腿抬臀，做腰部缓慢卷曲，以使椎管容积加大（图 10-36），如此反复操作 3 ～ 5 次。

4. 牵抖法：患者取俯卧位，一助手双手拉住患者腋下，医者握患者双踝关节，做对抗牵拉，持续 1 分钟以后，用力将患者上下抖动数次（图 10-37），如此反复操作数次。

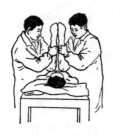 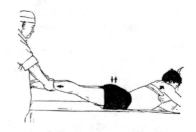

图 10-36　双人腰部卷曲法　　　　图 10-37　牵抖法

腰椎椎管狭窄及侧隐窝后壁引起狭窄者可选用俯卧分推法和双人腰部卷曲法。对侧隐窝前壁引起狭窄者可在俯卧位腰椎牵引下给以下腰椎轻缓颤压法（图 10-9），或牵抖法，力量不宜过大。

八、椎弓峡部裂与脊柱滑脱

椎弓峡部崩裂系指上下关节突之间峡部断裂，亦称峡部不连，以第 5 腰椎最为常见。峡部不连不一定都伴有脊椎滑脱，脊椎滑脱又分为真性滑脱和假性滑脱。

1. 真性滑脱

真性滑脱是指在椎弓峡部断裂基础上椎体、椎弓根、上关节突在下位椎体上面向前滑脱，可因先天性发育缺陷、慢性劳损或应力性损伤而致。

椎弓峡部断裂形成假关节，由于骶骨向前倾斜，在正常情况下，当第5腰椎受到体重压力时，这种向前的剪力被第5腰椎的下关节突阻挡在第1骶椎上关节突的后面，从而防止第5腰椎向前滑移，而峡部的断裂减弱了阻挡向前滑脱的能力。正常腰骶椎之间的椎间盘，也有防止向前滑脱的作用，当第5腰椎峡部断裂及腰骶椎之间的椎间盘发生退变时，亦可发生第5腰椎向前滑脱。腰椎真性滑脱之后，可导致腰骶部软组织及关节突关节的劳损，腰椎棘突间的撞击或棘间韧带受挤压，峡部断裂间隙处纤维软骨样组织增生及滑椎上关节突插入椎间孔，而刺激压迫腰椎神经根。严重时，滑移的椎弓下缘和下位的椎体后上缘可压迫马尾或神经根。本病多发生在儿童时期，到成人之后才出现症状，可能与椎间盘退变及损伤或劳损有关。此外，遗传因素也是导致椎弓峡部断裂的一个重要原因。

椎弓峡部断裂早期可无症状，多在无意中经 X 线检查被发现。患者在 20 ～ 30 岁时，可逐渐出现腰骶部间歇性钝痛，卧床休息后疼痛减轻，站立、行走及过度负重时症状加重，或一次扭伤后持续疼痛，极少数有严重尾骨痛。由于峡部断裂处的炎性粘连、纤维软骨的压迫及滑脱使第5腰椎、第1骶椎神经根受到牵扯，可产生下肢的放射痛或麻木感。但椎弓峡部断裂引起的坐骨神经痛不如椎间盘突出导致的疼痛重，由于峡部断裂可合并椎间盘突出症，当有单一神经剧烈放射痛时，应考虑腰椎间盘突出症。由于滑脱椎体与下位椎体后上缘呈台阶状，可牵拉和直接压迫马尾神经，产生鞍区麻木，引起括约肌及泌尿生殖功能障碍，导致下肢肌肉软弱麻痹或出现间歇性跛行。

体格检查可见腰椎前凸，臀部后凸，滑脱重者，腰骶交界处可出现凹陷或横纹。患椎棘突处有压痛，滑脱时可触知前移的阶梯感。有时可出现股后肌紧张，腰部屈伸及直腿抬高可受限。

2. 假性滑脱

假性滑脱是由退变造成的，又称退行性脊椎滑脱。多发生在 50 ～ 60 岁的老年人，女性比男性约高 4 倍，可能与体内激素失衡有关，以第 4、5 腰椎多见。本病在相邻上下椎间平面多发，2 ～ 3 个不同间隙平面也可同时发生（图 10-38）。滑脱程度多在 I 度以内，因有关节突的阻挡，Ⅱ度滑脱者少见。其主要原因是由于脊柱或椎间盘退变，椎间隙变窄、不稳，周围韧带松弛，小关节紊乱或增生，黄韧带肥厚等改变，而逐渐导致滑脱。

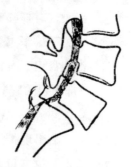

图 10-38　第 5 腰椎假性滑脱导致马尾神经受压

假性滑脱多有慢性腰痛病史，常表现为腰部酸胀、沉重、乏力感，症状时轻时重，同一姿势不能持久，有时会伴有臀部及大腿后部疼痛。若伴有神经根受压，疼痛可放射至小腿，有灼痛、麻木等感觉。重者可压迫马尾神经，出现单侧或双侧小腿皮肤感觉迟钝、腱反射减弱、肌肉萎缩及间歇性跛行等症状，直腿抬高试验多为阴性。X 线检查可见椎体向前或向后滑脱，伴有骨质硬化及骨赘形成，但无峡部断裂。

X 线检查是诊断椎弓峡部断裂及脊椎滑脱的主要依据。正位片显示椎弓根下方出现由内上斜下之透亮裂隙约 2mm，其边缘不规则，并有硬化。侧位片显示裂隙位于椎弓根后下方，在上关节突出与下关节突出之间自后上斜向下，边缘有硬化征象，侧位片可测量滑脱征象及程度。一般多见于第 5 腰椎向前下移位，把第 1 骶椎椎体上面纵分为 4 等份，正常者第 5 腰椎与第 1 骶椎之后上缘构成一连续弧线，有滑脱时则第 5 腰椎前移，根据第 5 腰椎后下缘在骶椎上的位置，将其分为 I～IV 度滑脱（图 10-39）。斜位片为诊断椎弓峡部断裂的最佳位置，正常椎弓影像呈似"狗"形，"狗嘴"为同侧横突，狗"眼"为椎弓根之断面，"狗耳"为上关节突，"狗颈"为椎弓峡部，"狗前腿"为下关节突。若有峡部断裂，则"狗颈"上显示有裂隙阴影，酷似"狗颈"戴上"项链"，其边缘不规则，并伴有硬化（图 10-40）。在与其他疾病鉴别诊断或出现神经症状时，CT 和 MRI 检查仍是必需的。

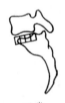 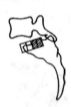

正常　　　　I 度滑脱　　　II 度滑脱　　　III 度滑脱　　　IV 度滑脱

图 10-39　脊椎滑脱分度

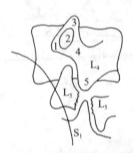

1. 横突；2. 椎弓根；3. 上关节突；4. 峡部；5. 下关节突

图 10-40　腰椎斜位片提示第 5 腰椎椎弓峡部断裂

◆ 理筋手法

1. 点穴开筋法：患者俯卧，下腹部垫枕，尽量将其滑脱部位垫起，医者按揉两侧腰夹脊穴、肾俞、大肠俞、环跳、委中、承山、太冲等穴，再寻找痛点（阿是穴）或阳性反应物，给以弹拨松解。

2. 拔伸牵顿法：下腹部垫枕，医者在床尾，双手分别拿住患者踝部，进行拔伸牵顿数次，以患者感觉腰椎患处有牵拉感为宜。

3. 俯卧分推法（图 10-35）：见上文。

4. 卷腰滚动法：患者取仰卧位，屈膝屈髋，医者立于一侧，一手托住患者腰骶部，并用力上提，另一手扶住患者双膝，下压至最大幅度，使腰椎向后凸，并沿纵轴反复滚动数次（图10-41）。

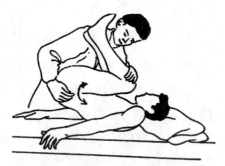

图 10-41　卷腰滚动法

5. 仰卧屈膝晃腰法（图 10-20）：见上文。

九、第三腰椎横突综合征

第三腰椎横突综合征，又称"卡压综合征"或第三腰椎横突炎，是一种常见的腰痛或腰臀痛疾患。由于第三腰椎位于腰椎生理前凸的顶点，又为五个腰椎的活动中心、枢纽和支点，其横突较之其他腰椎更长，横突末端有腰背筋膜、腰方肌和腰大肌及骶棘肌等众多肌肉附着，腰椎横突间又有横突间韧带，因而在腰部活动中，第三腰椎横突所受牵拉应力最大。腰部的脊神经出椎间孔后分为前后二支，前支较粗，构成腰骶神经丛；后支较细，分为内侧支和外侧支，内侧支分布于肌肉，外侧支成为皮神经（图 10-42）。

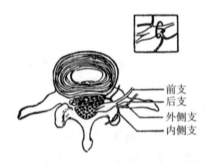

前支
后支
外侧支
内侧支

图 10-42　腰脊神经出椎间孔，分为前后两支，后支分为内侧支和外侧支

臀上皮神经来自第 1～3 腰神经后支的外侧支，穿横突间隙向后走行，再穿过附着在第 1～4 腰椎横突之腰背筋膜的深层，然后入骶棘肌至其背侧与浅筋膜之间向下走行，在骶棘肌外缘腰三角处穿过腰背浅筋膜，在皮下组织层分内、中、外三支（图 10-43），越过髂嵴，部分神经纤维进入臀中肌，其余分布于臀部及大腿后侧皮肤。第 4、5 腰神经无皮神经发出。

腰部急性扭伤使腰椎横突附着处肌肉、筋膜遭到牵拉、撕裂或渗出，或腰部慢性劳损，引起横突周围组织形成瘢痕粘连，筋膜增厚，出现损伤性炎症或肌疝，刺激或压迫脊神经后支的外侧支，或将神经束卡压在肌肉、筋膜之间，影响神经血供和营养，可使神经水肿变粗，出现第 3 腰椎横突周围及臀部、大腿后侧臀上皮神经支配区疼痛的一系列证候，伤重者可发生横突撕脱性骨折。

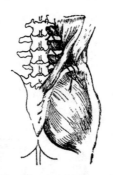

图 10-43　第 1、2、3 腰神经后外侧支形成臀上皮神经，内、中、外三支示意图

伤后表现为腰及腰臀部疼痛，沿大腿向下放射至膝平面以上，少数病例可放射至小腿外侧，但无间歇性跛行。早期患者臀部、腰部稍丰满，晚期则病侧臀肌萎缩。久坐、久立后，腰部有酸胀和疲劳感，弯腰略久直腰缓慢无力，或需用手扶持腰部。腹压增高对腰痛无影响。

第 3 腰椎横突处压痛明显，并可触及活动的肌肉痉挛结节。臀中肌的后缘与臀大肌前缘的衔接处可触及隆起的索条状物，且有明显的压痛，此索条状物为痉挛的臀中肌。部分病例可出现股内收肌明显紧张，这是由于该肌受第 2 ～ 4 腰神经发出的闭孔神经支配，当第 1、2、3 腰神经后支遭受刺激时，会反射性引起股内收肌紧张性痉挛。直腿抬高试验多为阴性。

X 线片检查有时可见两侧第 3 腰椎横突过长或左右不对称，可见其周围密度增加及不规则钙化阴影。

中医学认为本症多属脊梁骨包骨筋或抱棘筋受损，伤后气血失调，经络不通，筋肉无力或僵硬所致。本症多为脊柱力线改变或筋肉慢性损伤互为因果，其典型表现多为腰背部前屈后直困难。因而，调节脊柱力线和增强腰背肌力量，是治疗本症的关键。

◆ 理筋手法

1. 点穴开筋法：患者俯卧，医者用拇指按揉肾俞、大肠俞、委中等穴。

2. 双指封腰法：患者俯卧，医者用拇指及中指分别挤压、弹拨第 3 腰椎横突顶端（阿是穴）的两侧（图 10-44），以活血散瘀，剥离粘连。

3. 推滚弹拨法：患者俯卧，医者用两拇指弹拨臀部索条状物，并给以顺压（图 10-45），以缓解痉挛，消肿止痛。

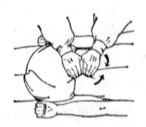 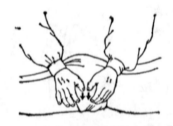

图 10-44　双指封腰法　　　　　图 10-45　推滚弹拨法

4. 肘压环跳法：患者侧卧，患肢在上并屈曲，健肢伸直，医者以肘弹拨、顺压"环跳"穴及臀部索条状物（图 10-46）。

5. 股内收肌弹拨法：患者仰卧，双髋外展外旋，屈曲位，以拇指放于股内收肌后缘，由上而下向前推滚弹拨此肌，之后再行顺压（图 10-47），以缓解痉挛，恢复筋位。

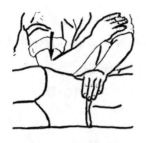

图 10-46　肘压环跳法

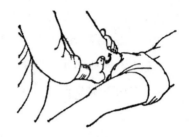

图 10-47　股内收肌弹拨法

6.搬提戳按法（图 10-3）：见上文。

十、臀上皮神经损伤

臀上皮神经损伤，又称臀上皮神经髂嵴嵌压综合征。臀上

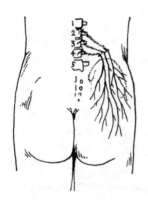

图 10-48　臀上皮神经的分布
及走行示意图

皮神经来自第 1 ～ 3 腰神经后支的外侧支，出椎间孔后经横突背面斜向下，进入骶棘肌，出骶棘肌后在皮下组织层分为内、中、外 3 支，在跨过髂嵴时分别穿过骨性纤维管，此管长 0.8cm，在股骨大粗隆与第 3 腰椎间连线交于髂嵴处穿出深筋膜，部分神经纤维入臀中肌，其余分布于臀部及大腿后侧皮肤（图 10-48）。臀上皮神经的表面投影位于臀部上内区域髂嵴中点下方 2 ～ 5cm 处。

当各种原因使臀上皮神经在髂嵴下方处受到损伤或使骨纤维管缩窄，而嵌压其内的臀上皮神经，可发生剧烈的腰臀部疼痛。局部张力增大、炎症刺激，或脂肪团块压迫及风寒湿邪侵

袭，均可引发本症。

患者多为肥胖女性，临床表现为伤后腰臀部刺痛、酸痛或撕裂性疼痛。急性期疼痛较剧烈，其放射性可隐约不定，影响到腰、臀及大腿后侧，但多不超过膝关节，无下肢麻木症状。疼痛的部位较深，区域模糊，没有明显的神经分界线，当直接坐起、咳嗽、劳累、弯腰或大便用力时，症状加重。常出现坐下时突然失控无力支撑，跌坐椅上，或手扶膝部，俯身抬臀才能站起。卧位时翻身困难，休息后不能减轻。腰前屈活动受限，髂嵴上缘及臀上皮神经入臀点有 1～2 个明显压痛点，有的位置隐约不定，疼痛较分散，仅达大腿后侧，其根源多在上腰段。部分患者可在髂嵴中点下方 3～4cm 髂外窝处，触及垂直向下、滚动高起的，约火柴棍大小的 2～3 条不等长条索样物，有的可在皮下触及，推之可左右摆动；有的可触及，但位于较深脂肪之中，推之不能摆动。二者位置虽有深浅不同，但临床表现均为以酸胀为主的压痛，也可在臀中肌内触知痛性肌束，亦有人认为是增粗或出槽的臀上皮神经，许多学者则认为是因臀中肌痉挛所致。臀中肌位于臀上皮神经稍下方，肌束走行从内上斜向外下，指向大转子方向，有指头粗细，仅一条，若此肌较僵硬、压痛，多为臀中肌痉挛。本病多以局部压痛、麻胀明显，触之有肥厚感。直腿抬高试验阴性，下肢无感觉运动障碍。

中医对于局部筋肉发生的位置改变，即偏离原位，称为"筋位不和或筋出槽"。

◆ 理筋手法

1. 点穴开筋法：患者俯卧位，按揉肾俞、秩边、环跳、殷门、委中等穴。

2.臀上皮神经坐位复位法：①患者俯卧位，根据臀上皮神经的表面投影或在髂嵴下方压痛点，做与条索样物方向垂直的缓慢而有力弹拨数次，再沿条索样物走行方向施以顺压；②患者端坐凳上，两腿分开与肩同宽，双手扶膝上，医者正坐于患者身后，用拇指触诊找到滚动或高起的条索样物及邻近部位的沟槽，用拇指将臀上皮神经向上推拉牵引，另一拇指将其顺向按压推回原位（图 10-49），可感反应物平复，筋位合顺。

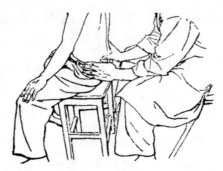

图 10-49　臀上皮神经坐位复位法

十一、股外侧皮神经痛

股外侧皮神经痛，又称股外侧皮神经卡压综合征。股外侧皮神经来自 $L_{2\sim3}$ 神经后支的外侧支，自腰大肌外缘穿出，至髂前上棘内侧，经过腹股沟韧带两层之间的狭窄裂隙即骨纤维管，然后急转成纵向，进入大腿，并分成前、后两支。前支在离髂前上棘以下 10cm 处，穿出大腿阔筋膜，支配大腿前外侧皮肤，直至膝部；后支支配大腿外侧上 1/3 和大粗隆远侧的臀部皮肤（图 10-50）。

因其骨纤维管内径为入口大出口小，出口距髂前上棘较近，此处又为肌肉、筋膜、韧带等软组织附着处，所受牵拉应力较大。当腰臀部遭受各种急慢性损伤，股外侧皮神经在通过髂前上棘的骨纤维管处受到卡压，则引起大腿外侧部出现感觉异常甚至剧痛，即感觉异常性股痛。另外，系紧身腰围及腰带，盆腔骨折、肿瘤，妊娠，骨盆倾斜也可引发本病。

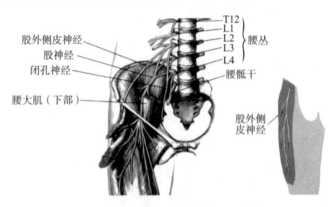

图 10-50　股外侧皮神经解剖示意图

　　因股外侧皮神经纯系感觉神经，无运动神经支配。患者可有大腿外侧疼痛，主要特点是大腿外侧上、中部有感觉异常，如麻木、皮肤感觉下降等，应与坐骨神经痛鉴别。部分患者常诉不能忍受裤管的接触和摩擦，有时起坐弯腰及行走均可使本病症状加重。在感觉异常区域内触、痛、温觉可减弱，但深压觉仍存在。体格检查时可有局部感觉过敏或麻痹，髂前上棘处有明显压痛点，髂嵴中点处直下可触及一滚动条索状、增粗的股外侧皮神经，并有疼痛及周围组织炎性肿胀。髋关节过伸，可使疼痛加重，但无运动障碍或肌肉萎缩。

　　中医称本病为肌痹，属于"痹症"的范畴。本病的主要病变范围在足少阳胆经的皮部，常因外感风寒，经络运行不畅，或跌扑损伤，筋位不合，筋失其位，气血瘀滞所致。

◆ 理筋手法

1. 点穴开筋法：患者侧卧，点按环跳、风市、膝阳关等穴，再沿大腿外侧（足少阳胆经循行部位）施用弹拨法，并交替运用掌按揉法，反复施术数遍。

2. 股外侧皮神经复位法：患者仰卧，在髂前上棘内 1.0～1.5cm 压痛点处，用拇指端卡入神经一侧，向内推拨，将之推松。再从神经下方将之提起，以松解粘连。然后，再从另一侧做同样的推拨提筋。在疼痛点的体表投影处，找到滚动或高起的条索样物，将其近侧向上推拉，另一指将其推回原位，然后进行顺向按压（图 10-51），疼痛可立即减轻。

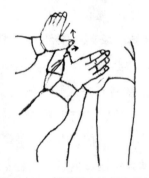

图 10-51　股外侧皮神经复位法

十二、髂腰肌综合征

髂腰肌分别起于髂窝及 $L_{1～4}$ 椎体及横突，经腹股沟韧带穿出骨盆，止于股骨小转子，其作用是屈大腿并外旋、使骨盆及躯干前倾，受股神经支配（图 10-52）。股神经由 $L_{1～3}$ 发出，是腰丛的老大，沿腰大肌和髂肌之间下行，肌支支配除耻骨肌外，股四头肌和缝匠肌全部也附着于膝关节，其皮支也分布于大腿和膝关节前面的皮肤（图 10-53）。有些其他神经肌支支配的肌肉也广泛附着于膝关节，皮支也分布于大腿内外侧的皮肤。

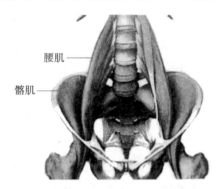

图 10-52　髂腰肌示意图

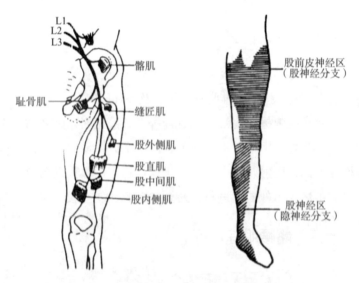

图 10-53　股神经走行及支配分布示意图

由于长期弯腰、久坐等不良屈曲姿势，使一侧或两侧髂腰肌长期处于短缩状态，随之腰椎正常生理弧度也发生改变，久之会累及膝关节，导致腰膝酸软，呈现身体蜷缩，手捂后腰，即猫腰弓背的保护性体位。本病特点为腰髋部挺立，髂腰肌被拉长时出现疼痛；当下肢处于外旋状态时，由于股骨小转子向前移动，髂腰肌的拉长得以改善，疼痛也随之有所缓解。在腹股沟中点下方（髂腰肌小粗隆附着点）及髂前上棘内侧可有压痛，并常伴有不能平卧，坐下后起身困难，侧卧及蜷缩感觉舒服等症状。

有学者提出肌紧张定位的方法，即患者半坐床边，仰卧，双手抱住一侧大腿膝关节，会有几种情况发生：①另一侧大腿随之抬起，提示腰大肌短缩紧张；②另一侧不止大腿抬起，小腿也按捺不住抬起，提示股直肌紧张；③另一侧腿髋关节外旋，提示外侧紧张，即缝匠肌、阔筋膜张肌和髂胫束等出现问题；④另一侧腿髋关节内旋，提示内收肌紧张，即内收肌出现问题。

◆ 理筋手法

1. 点穴开筋法：患者俯卧，点按腰夹脊、肾俞、居髎、环跳、委中等穴。按揉腰椎两侧膀胱经及臀部肌肉。

2. 髂腰肌弹拨松解法：患者仰卧，膝髋略屈，医者站于患侧，双手重叠，用指端沿髂前上棘向内上方滑动手指，深及腰椎椎体外侧，以触及腰大肌的纤维，进行来回弹拨以松解。操作时，手法要由外向内进行，避开主动脉，要空腹，以免压迫肠道（图 10-54）。

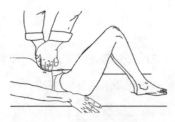

图 10-54　髂腰肌弹拨松解法

3.摇晃戳按法（图 10-15）：见上文。

4.仰卧分膝推压法：患者仰卧，患侧臀部置于床边，健侧屈膝屈髋，医者一手按住膝部以固定骨盆，另一手放于患膝上方，逐渐向后下方缓慢推压数次，使髋尽量后伸，可使短缩的髂腰肌得以缓缓牵张（图 10-55）。

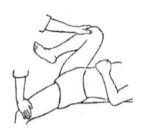

图 10-55　仰卧分膝推压法

十三、臀肌综合征

臀肌综合征又称臀肌筋膜炎、纤维织炎等。臀部肌肉的筋膜，上与腰背筋膜在髂嵴处连接，下起于骶骨后中线的棘突，向外移行于阔筋膜，臀部筋膜下有丰富的血管神经。臀大肌起于骶骨背面，髂骨翼外面，止于臀肌股骨粗隆及髂胫束，其作用为后伸及外旋大腿，防止躯干前倾，由臀下神经支配。臀中肌、臀小肌均起于髂骨外面，止于股骨大转子，其作用为外展大腿，由臀上神经支配（图 10-56）。

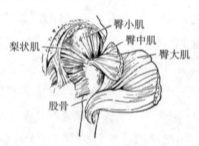

图 10-56　臀大肌、臀中肌、臀小肌及梨状肌位置示意图

本病的发生与多种因素有关，其损伤部位多在臀部关节周围及肌肉筋膜附着点，筋膜边缘或与肌肉交叉应力点等部位。

伤后主要表现以臀肌痉挛与臀部肌筋膜劳损为主。本病多发于久坐或站立过久的中年以上患者，可无明显外伤史，可见较长时间的一侧或双侧臀部钝痛或酸痛，久坐、寒冷可使症状加重，疼痛常牵扯到腰部、髋部及大腿后外侧至膝上方，除少数患者有反射性坐骨神经痛外，极少数患者有臀及腿部酸胀，麻木，发凉及跛行症状。因本病多有压痛点和痛触发点，在其病理切片上没有炎症变化，故当某一肌肉受累后，可用此肌肉进行命名，如臀中肌综合征、梨状肌综合征等。

损伤若发生在阔筋膜张肌、臀中肌、臀小肌在髂骨翼附着处时，可引起臀部疼痛并向大腿外侧放射，但不超过膝关节。臀部内上缘压痛，要考虑臀大肌附着缘部损伤，这种损伤常可触及局部小纤维等改变，同时也要检查两侧髂后上棘及骶髂关节是否对称。骶尾外下缘臀大肌附着处发生劳损时，可出现尾骨区痛。臀中肌的走行为由内上斜向下，其内侧端在臀部内上区，伤后表现为肌腹痛，多在位于内上区中部附着区的部位有压痛。臀中肌、臀小肌对于稳定骨盆很重要，二肌无力，走路可呈现扭腰摆胯的步态。臀部三肌肉中，臀小肌在臀中肌下方，位置最深，长度最短，也非常靠近坐骨大孔，当其损伤时，可影响在前方深处的梨状肌，导致坐骨神经痛（图 10-57），因而在手法松解完梨状肌后一定要检查臀小肌是否损伤。

臀小肌激痛点与臀中肌有些重合，传导痛区域范围更广，易与坐骨神经痛混淆，严重者可在夜间痛醒，感到坐卧不安，不能跷二郎腿。因臀小肌位于臀髋下外部，受闭孔神经支配或激惹通过隐神经支配的膝关节，受到损伤常可引起膝关节痛，因此对主诉膝痛的患者要检查同侧髋部。局部检查可有压痛和肌紧张，部分患者在压痛部位可触及痛性筋结或筋束，有的可伴有腘绳肌紧张和疼痛，重者臀部可出现软组织肥厚或有捻发感。

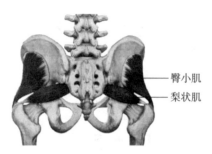

图 10-57　臀小肌与梨状肌的位置示意图

X 线检查对本病诊断意义不大，实验室检查大多数在正常范围，患者抗 "O"（抗溶血性链球菌素 O）、血沉等指标可略有增高。

本病属中医痹症范畴。风寒湿邪易侵袭机体，留滞于肌肉、筋膜，引起肌筋拘挛，经络闭阻，气血运行不畅而致。因患处经常触及筋槽、筋结或筋束等物，亦认为筋肉损伤之后，由于筋位不和，筋出槽所致。

◆ **理筋手法**

仔细寻找病变部位、压痛点及阳性反应物。病变部位面积较大者，可在局部施以按揉、弹拨及拍打等手法治疗；对痛点较集中和阳性反应物，可进行拨揉、分筋、顺压等手法治疗；病变部位较深者，可施用双手重叠按揉或肘尖揉捻，弹拨、顺压等较重的手法治疗。

臀中肌、臀小肌推压顺筋法：患者侧卧，患肢在上，膝髋略屈，医者站于患者后方，用双手拇指（或肘尖部）从患侧大粗隆顶端开始，沿臀中肌、臀小肌（投影区）走行方向，做推压顺筋往返数次（图 10-58）。

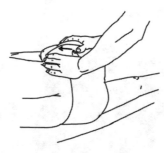

图 10-58　推压顺筋法

有学者认为，由于大腿屈肌的作用，使外展肌群（阔筋膜张肌）和三块浅层臀肌变得短而紧绷。手法治疗可沿大转子向髂嵴方向辐射状（大转子水平面）仔细松动，可使患者活动能力大大提高。

十四、梨状肌综合征

梨状肌因遭受各种急慢性损伤、刺激，压迫坐骨神经或其周围组织而引起的一系列症状，称梨状肌综合征。梨状肌为臀部的深层肌肉，起于第 2～4 骶椎前面，向下聚集成腱膜样肌腱，由坐骨大孔穿出，将坐骨大孔分为梨状肌上孔和下孔，止于股骨大转子。梨状肌上孔有臀上神经和臀上动、静脉通过；梨状肌下孔有股后皮神经、骨盆阴部神经、坐骨神经、臀下神经和臀下动、静脉通过。此肌受第一、二骶神经支配，其主要作用是协助大腿外旋动作。

本病多由间接外力所致，如跌闪扭伤，或跨越、下蹲等动作，尤其是在下肢外展、外旋或由蹲位变直立时，使梨状肌被拉长、过牵而损伤，局部出现充血、水肿，梨状肌保护性痉挛，局限性肌束隆起，可直接压迫坐骨神经。

梨状肌变异是指坐骨神经和梨状肌的解剖位置发生改变。正常人的坐骨神经自坐骨大孔从梨状肌的下缘穿出，由于解剖变异，部分人的坐骨神经可穿过梨状肌（图10-59）。由于梨状肌与坐骨神经存在着解剖结构上的变异，一旦梨状肌损伤，骶丛神经受到刺激或感受风寒湿邪，而引起梨状肌痉挛，则更易刺激和压迫坐骨神经、血管等。另外，部分坐骨神经痛及骶髂关节小骨盆腔内炎症等刺激，亦可波及梨状肌，影响通过梨状肌上、下孔的神经，而出现相应的症状。

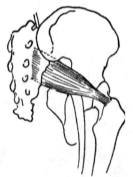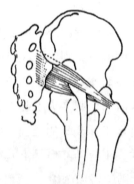

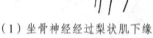
（1）坐骨神经经过梨状肌下缘　　　（2）变异坐骨神经穿过梨状肌

图 10-59　坐骨神经与梨状肌的解剖关系和变异

大多数患者有髋关节过度内、外旋转或肩扛重物下蹲、站立及负重行走的外伤史，部分患者有夜间受凉史。患者感到臀部深在疼痛，且向同侧下肢的后外侧放射及小腿外侧麻木，偶有会阴部不适或阳痿等症状。患者跛行或呈身体前俯，髋、膝半屈姿态。严重者，臀部呈"刀割"样或"烧灼样"疼痛。咳嗽、喷嚏或大小便用力等使腹压增高的动作，会导致疼痛明显加重。当坐骨神经痛诊断明确后，应判断是根性还是干性，根源在腰椎还是梨状肌。体格检查时，腰部一般无明显压痛点，患侧臀肌可有萎缩。梨状肌准确体表投影有助于明确诊断和治疗。

梨状肌体表投影方法：由髂后上棘至尾骨尖作一连线，在此线髂后上棘下 2cm 处取点，再由此点与股骨大转子作一连线，此线即为梨状肌中心线之体表投影线。若将此线分为三等分，则内 1/3 为梨状肌在盆腔内的起始段，中 1/3 为穿出坐骨大孔之后的肌腹部分，外 1/3 约为肌腱部分。内、中 1/3 交界处是梨状肌出口点，中 1/3 是检查和治疗梨状肌的最佳部位。若在梨状肌内、中 1/3 交界处进行触摸，触得肌束后顺肌束向内侧摸，可触及一骨环，此为坐骨大孔内侧缘。若为梨状肌，其肌束将潜于此环之下而消失，若肌束跨此环而过，在环的内侧尚可触及，则为臀大肌痉挛肌束。坐骨神经痛的根源主要在下腰段和梨状肌处，根性坐骨神经痛多为腰椎间盘突出所致，梨状肌损伤则多为引起坐骨神经痛的干性原因。干性坐骨神经痛可发于神经干的全程，但多发于梨状肌、臀肌及臀筋膜慢性损伤。坐骨神经痛是沿其行走路经出现疼痛、麻木，可伴有腱反射改变或肌萎缩。

体格检查局部有明显压痛，可触及弥漫性钝厚、条索状肌束或痉挛的肌肉，并可出现下肢放射痛。直腿抬高试验小于 60°时，梨状肌被拉紧，疼痛明显；大于 60°时，梨状肌不再被拉长，疼痛反而减轻。

梨状肌紧张试验：患者取仰卧位，将患肢伸直并做内收内旋动作，如坐骨神经有放射性疼痛，再迅速将患肢外展外旋，疼痛随即缓解为阳性。

◆ 理筋手法

1.点穴开筋法：患者俯卧，医者点按环跳、承扶、委中、阳陵泉等穴。医者再双手掌重叠，用力按揉臀部痛点，使局部有发热舒适感。

2. 弹拨按压法：医者以双手拇指相重叠，用力深压并来回拨动梨状肌，弹拨方向与梨状肌纤维方向垂直，再顺其梨状肌走行方向施以按压数次。若医者双拇指力量不够，可在屈肘位用肘尖替代进行治疗（图 10-60）。

3. 摇髋法：患者取仰卧位，膝、髋关节屈曲，医者一手扶患者膝部，另一手握住患者踝部，做患髋关节最大内收、内旋位的环转摇晃数次，再做最大外展、外旋环转摇晃数次，使梨状肌得到充分收缩伸展，达到解除痉挛之目的（图 10-61）。幅度要由小变大，以患者能忍受为度。

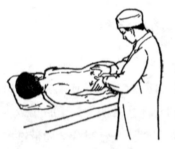 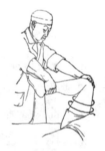

图 10-60　弹拨按压法　　　　　　图 10-61　摇髋法

4. 牵抖法：医者双手握住患者踝部，稍用力做连续小幅度上下牵抖治疗数次（图 10-37）。

上述"第三腰椎横突综合征、臀上皮神经损伤、股外侧皮神经痛、髂腰肌综合征、臀肌综合征和梨状肌综合征"六种病症，均为肌筋膜或神经受到牵拉及嵌压所致，属中医筋失其位、筋出槽范畴，手法之重点是要找出所离位之筋及其位（沟槽）处，给以按揉及垂直位弹拨，在牵张下再顺向按压，以达使其筋复其位之目的。

十五、耻骨联合错缝

耻骨联合是两侧耻骨的结合部，由两块纤维软骨样耻骨间盘组成。两个耻骨间盘之间有一耻骨联合腔，耻骨联合两侧有耻骨上韧带和耻骨弓韧带等连接（图 10-62），正常人两耻骨间的距离为 4 ～ 6mm。

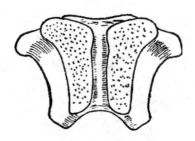

图 10-62　耻骨联合示意图

正常妇女妊娠或分娩时耻骨联合可有微小活动，如有炎症、闭合不良或外伤，可使耻骨联合间隙增宽或对合不良，出现耻骨联合上下前后微细错移。妇女怀孕后期，由于胎儿挤压骨盆及分娩妇女体内含有松弛素的刺激使耻骨联合部韧带过度松弛而导致分离，分娩后耻骨联合不能恢复到正常的位置。部分病例可因产伤引起，如胎儿过大或胎位不正难产等，使耻骨联合部遭受较大的压力而被迫分开。外伤形式多以横劈叉、纵劈叉、跌打、压砸受伤者为多，极个别病例为车祸撞击所致。

上述各种原因导致耻骨支发生不同位置的错移，称为耻骨联合错缝。若造成耻骨间距离超过 6mm 以上者，则称为耻骨联合分离症，本症的发生多伴有骶髂关节错缝。

因外伤或产后引起本病者，均表现为局部疼痛，压痛明显，髋关节外展、外旋活动受限，并伴有剧烈疼痛。站立位时下肢抬举困难，行动无力，上下台阶疼痛尤甚，严重者需扶双拐行走，甚至卧床不起。耻骨支向上错移者可伴有骶髂关节向后上方错移的症状，向下错移者多伴有骶髂关节向前下方错移的症状，耻骨联合分离错移者可触及耻骨联合部间隙变宽。耻骨联合错移日久者，可并发耻骨联合软骨炎或下腰痛，极易漏诊。骨盆分离挤压试验为阳性。

X 线片检查可见耻骨联合间距离明显增宽，超过 6mm 以上，可见双侧耻骨升枝不在一个水平面上，出现高低错位。如并发耻骨联合软骨炎者，可见耻骨联合边缘毛糙或呈锯齿状改变，严重者可见耻骨联合边缘骨质破坏。

中医称本病为交骨（耻骨）自开，男为下横骨，女为交骨，位于胂肋骨之前。本为两骨合缝，有血槽粘之。

◆ 理筋手法

1.点穴开筋法：按揉肾俞、大肠俞、八髎、委中等穴，并沿腰椎两侧膀胱经至骶髂部施以弹拨理筋，以充分放松肌肉。

2.侧卧推扳法（图 10-24）：此法适用于骶髂、耻骨支向上错移。

3.按压法：患者仰卧，助手用双手按压双侧髂前上棘，医者双手重叠放在耻骨凸起侧，二人协调用力下按，可听到复位声或畸形消失（图 10-63）。此法适用于骶髂、耻骨支向下错移。

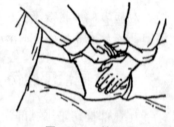

图 10-63　按压法

4.归挤拍打法：此法适用于耻骨联合分离错移。患者坐在床边，身体略后仰，医者坐在患者左侧，用髋部紧贴患者左侧髋部，右手经患者胸前抱住另一侧髋关节。用助手二人，一助手从背后扶住患者背后，防止其过分后仰；另助手用双手分别握住患者双踝部，使患者屈膝屈髋，双大腿外展外旋。令患者自己用右手按在耻骨联合部位，医者左手拿住患者的左手腕部，治疗时以下三个力量同时应用。医者令助手二人将患者两腿内旋向前拉直同时，医者右手用力抱挤骨盆，医者拿患者左手向按在耻骨联合的右手背上用力拍打，这三个力量要协调配合恰到好处（图 10-64）。

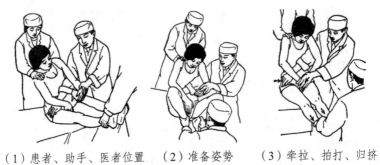

（1）患者、助手、医者位置　（2）准备姿势　（3）牵拉、拍打、归挤

图 10-64　归挤拍打法

5.简易复位法：患者取半卧位，双手重叠按压在耻骨联合处。医者双手握住患者双踝部，使患者尽量屈膝屈髋并外展外旋，当医者用力将双下肢内旋拉直时，令患者双手下压，上拉耻骨联合部，使力量集中于坐于耻骨联合部。

十六、尾骶部挫伤

尾骶部挫伤是尾骶部受直接暴力作用所引起的周围软组织损伤，其特点为局部肿胀、疼痛，导致行走及坐下困难的一种病症。如突然跌倒，臀部着地，造成尾骨过度屈曲，或尾骶部遭受直接撞击，重者可造成尾骶骨骨折或脱位，轻者可发生尾骶部关节微小错移、尾骶韧带撕裂及关节周围软组织的损伤。

伤后骶尾部疼痛、肿胀，行走困难，坐下、下蹲疼痛加重，并有坠胀感，坐位时往往是一侧臀部负重，由站位到坐位变换体位时，动作缓慢。检查时触摸骶骨部位或尾骨尖时疼痛明显。肛门指诊可触及疼痛部位。

X线片检查可排除尾骨骨折、脱位及其他骨性疾病。

中医称尾骶骨名曰八髎骨，尾骨俗名尾巴骨，与臀骨成为鼎足，是坐之主骨。通常由 4～5 节尾椎构成，幼年时彼此分离，成年后形成骨性愈合，为脊柱的最终点。遇有跌打、垫垫，臀部着地，可伤此处。

◆ 理筋手法

1. 点穴开筋法：掌揉腰阳关、八髎穴，手法要轻柔和缓。

2. 揉捻推按法：患者俯卧，骨盆前部用枕垫高，医者双手拇指放于骶骨两侧及痛处，从上至下揉捻，反复进行数次。医者再以前臂置于患者大腿前侧，向上抬举，另一手掌在尾骶部斜向上方推按。推按时，注意双手对称用力（图 10-65 ）。

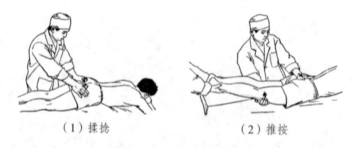

（1）揉捻　　　　　　　　　　（2）推按

图 10-65　揉捻推按法

3. 托按法：患者仰卧，双下肢屈膝屈髋，医者一手小鱼际放在患者尾骶处，助手双手握住患者小腿远端，令患者伸直双下肢时，助手协助向下拉直患者下肢，医者放在尾骶处的手向上做托按（图10-66）。

4.双手挤按法：患者俯卧，骨盆前部垫枕，医者一手掌按压患者骶骨背侧，另一手掌尺侧小鱼际置于尾骶关节背侧，嘱患者用力吸气，待开始呼气时，压骶骨背侧之手掌随之向前下方推按，同时另一手小鱼际向上推挤尾椎骨（图10-67）。

上述方法均适用于尾骶椎挫伤及关节微小错移，使用要根据病情和痛点，选择运用。

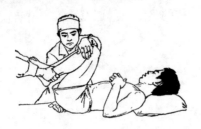

图10-66 托按法

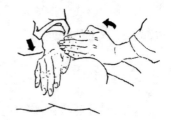

图10-67 双手挤按法

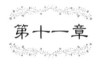

第十一章

下肢病症

一、髋关节扭伤

髋关节扭伤常见于 4 ～ 10 岁儿童。由于儿童股骨头发育不完全，关节囊松弛，肌肉力量较薄弱，所以易患此症。本病发病机理尚无统一认识，故提出了很多病名，如"髋掉环""小儿髋关节一过性滑膜炎""小儿髋关节半脱位"等。本病发生后，少数患者可以自行恢复，大多数患者借助手法治疗后可立即恢复功能。

髋关节扭伤常因相互打闹、跌扑或急跑摔倒、猛力扭转髋关节，或自高处跳下单足落地，或过度劳累（如跳猴皮筋）扭伤髋部所致。部分学者认为，小儿髋臼及股骨头未发育成熟，当髋关节过度外展损伤时，股骨头与髋臼下缘的间隙增宽，当髋关节恢复原位时，关节腔内的负压将部分关节囊滑膜层嵌入位于股骨头与关节盂缘间隙之间，可引起关节内滑膜炎或关节囊水肿。为了减轻活动时的疼痛，患肢可出现保护性肌痉挛，骨盆被强制在健侧高、患侧低的倾斜位，呈现双下肢假性不等长，患髋关节外展、外旋的半屈曲体位。

伤后髋关节疼痛、肿胀，不敢做屈髋活动，髋关节屈曲至 90°时开始疼痛，屈曲度越大，疼痛越明显。走路明显跛行，常以足尖触地，患肢呈外展、外旋位，有如"稍息"姿势，压痛多在髋关节前内侧及腹股沟处，部分患儿主诉膝关节及大腿内侧不适。患肢内收肌群及臀部肌肉紧张，患侧臀横纹和腹股沟对比均低于健侧。直立位双下肢对比提示，患侧髂前上棘较健侧低 1 ~ 2cm（因骨盆倾斜，多数患肢较健肢长 1 ~ 2cm，少数可有患肢变短）。从髂前上棘至内踝测量，患肢不长。托马氏征阳性。X 线片检查，在排除其他疾病后，可使用手法治疗。

中医学认为胯部是行走、动转之总骷，在其内外前后不同部位的关节间隙处有 4 缝之分，即里缝、外缝、前缝、后缝，遇有闪扭、押绰，必伤其一缝。本症损伤属胯骨里缝伤筋，多由跌扑时斜扭或下肢过度外展所致。伤后行走稍现酸软无力，胯外觉塌，胯腋觉凸，步履斜行，伤足擦地，重者横行。患肢已长，胯缝显宽，胯腋线垂下，足跟不齐。患者站立，医者用拇指在肾俞下向下按之，伤侧显塌者，必是肿肋骨垂下。

◆ 理筋疗法

1. 患者仰卧位，医者在患者髋外侧及痛处施以轻柔和缓按揉法，并弹拨股内收肌群，以解除肌痉挛。

2. 仰卧屈髋法（以右侧为例）：此法适用于患肢假性短者。患者取仰卧位，助手用两手分别插入患儿腋下，医者双手呈前后位握持患者患侧下肢，左手在患者大腿前侧，右手在小腿后侧，与助手做对抗牵引，继而被动屈曲患侧髋关节至最大限度。再将患者髋关节置于 90 度屈曲位，向上提拉牵引后，在牵引状态下外旋、外展并伸直患肢（图 11-1）。

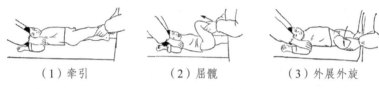

（1）牵引　　　　（2）屈髋　　　　（3）外展外旋

图 11-1　仰卧屈髋法

3.胯骨里缝伤筋治疗手法：此法适用于患肢假性长者。患者仰卧，医者站在患侧，一手按住腹股沟处，一手握住患肢踝部，将伤肢抬起离床 30 度左右，握踝关节之手轻轻摇晃拔直患肢，而后将患者髋、膝尽量屈曲，按腹股沟之手改按膝部，用力向下按压。嘱患者健侧卧位，同时按膝部之手改按臀部，以拇指顶在患侧坐骨结节的后下方，用力向上推按，同时握踝之手将患肢拔直（图 11-2），使 1 次，复 1 次，两腿已齐，此骨疹合也。

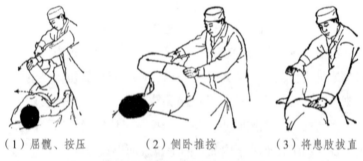

（1）屈髋、按压　　（2）侧卧推按　　（3）将患肢拔直

图 11-2　胯骨里缝伤筋治疗手法

二、股内收肌综合征

股内收肌为大腿内侧的一组肌肉，其主要作用是使大腿内收和屈曲，因本症多见于骑马致伤，故有骑士损伤之称。闭孔神经由腰 2 ~ 4 脊神经前支组成，从腰大肌的内缘穿出，经过小骨盆和闭孔管（即闭孔上外侧的一个骨纤维管，此管从盆腔向前向内斜行，长 1 ~ 2cm，宽 1cm。管顶为耻骨的闭孔沟，

管底为闭孔膜和闭孔内、外肌）。闭孔神经穿过此管外侧部，在管内分前、后两支，支配大腿内侧的诸内收肌（内收长、短肌，内收大肌）、耻骨肌、股薄肌等，以及大腿内侧至膝内侧的皮肤感觉（图 11-3）。

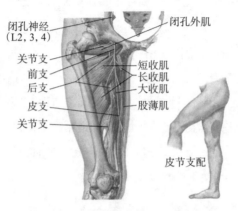

图 11-3　闭孔神经走行支配示意图

本病多为直接外力挫伤或间接外力牵拉所致，当大腿过度内收或外力强力牵拉，可引起股内收肌的急性损伤，导致肌纤维撕裂，局部出血、肿胀及患髋关节外展、前屈功能受限。久坐或久弯腰及肌肉起止点的持续牵拉，可使股内收肌、阔筋膜张肌及其筋膜长期处于内收的短缩位，而形成慢性损伤。另外，闭孔管内出现炎性水肿、粘连，使闭孔神经受到卡压或刺激，亦可引起内收肌反射性肌痉挛。此外，骨盆内炎症也是引起本病的一个原因。

临床表现为局部疼痛、肌痉挛和功能受限。伤后出现腹股沟至膝内侧疼痛，内收肌群痉挛。大腿内侧疼痛，并可沿膝、小腿、内踝及踇趾内侧放射，行走呈摇摆步态，严重者足尖不敢着地行走。内收肌附着处或肌腹处有明显压痛，以内收肌和耻骨肌更甚。患侧髋关节呈半屈位，外展和前屈功能受限，在股内收肌损伤处有时可触及条索状肌痉挛，大腿内侧至膝内侧感觉减退。因股内收长肌起于耻骨结节下方及耻骨联合处，损伤性疼痛可出现向上、向下及大腿内侧根部痛。若疼痛位于耻骨部并有压痛，甚至其表面粗糙不平，可能为内收肌慢性损伤而引起的耻骨骨炎。股内收短肌、内收大肌起于耻骨下支，其损伤痛刺激股后皮神经的会阴支，可引起小腹及阴部不适疼痛、大、小便失禁及性功能障碍。因股内收肌起点相当足厥阴肝经的阴廉穴，沿腹股沟向下，环绕生殖器抵小腹，向下沿下肢内侧至踇趾，损伤后其症候与上述症候可一致。

屈膝屈髋分腿试验阳性。股内收肌抗阻力试验阳性。

X 线检查多无异常改变，晚期耻骨起点处可有骨质增生。

◆ 理筋疗法

1.点穴开筋法：患者俯卧，医者在患者腰部两侧膀胱经及腰夹脊穴等处分别施以按揉及弹拨手法。患者仰卧，点按阴廉、箕门、血海等穴。医者沿其患侧大腿根内侧至膝内上方施以掌根按揉及推捋数次。

2.指端推揉法：患者仰卧，患髋屈曲并外旋，在腹股沟上方找到压痛点后，医者用左手扶住右手背部，右手四指伸直，指端用力，沿痛点由外向内推揉数次（图 11-4）。再

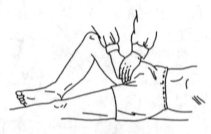

图 11-4 指端推揉法

由上而下双手用力捏大腿内收肌数遍，以解除肌痉挛。

3.弹拨推揉法：患者仰卧，医者用右手拇指找出内收肌的内

缘及内收肌压痛最明显处，将拇指放于内收肌压痛点的后方，向前顶住内收肌内缘，沿其边缘向前弹拨推揉一次，或用拇指及其他四指提拉内收肌内缘，弹筋数次后，再予以捋顺（图 11-5）。

4. 顺筋复位法：患者站立，两足跟着地，两腿分开，与肩等宽。医者蹲下，双手按压疼痛痉挛之肌肉，用分筋法左右分拨，然后沿肌肉走行方向顺筋按揉 2 次（图 11-6），使筋顺归位，筋脉舒展。

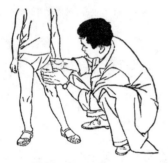 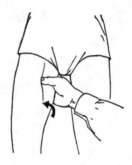

图 11-5　弹拨推揉法　　　　　　图 11-6　顺筋复位法

5. 提髋摇晃法：患者仰卧，医者站其患侧，一手托提膝后方，另一手握踝部，使患肢髋、膝屈曲至最大限度时，将患髋尽量内收、内旋和外展、外旋摇动数次，再将患肢伸直（图 11-7）。此法可重复数次，活动范围由小到大，以患者能忍受为度。

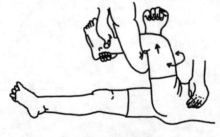

图 11-7　提髋摇晃法

6. 胯骨里缝伤筋治疗手法：股内收肌起点部位伤筋，可用胯骨里缝伤筋治疗手法（图 11-2）。

三、弹响髋与髂胫束挛缩症

弹响髋又称阔筋膜紧张症，是指髋关节在屈伸活动时髋部所出现的响音。阔筋膜张肌起自髂嵴前部外缘，髂胫束是阔筋膜张肌的延续部分，位于大腿的外侧面，起挺立下肢的作用，向下止于胫骨外侧髁（图 11-8）。由于阔筋膜张肌上部后缘和臀大肌腱膜相融合并相互牵拉，当受到损伤后，使髂胫束后缘或臀大肌肌腱前缘出现纤维性增厚，呈条索状短缩。当髋关节做屈曲、内收内旋动作时，增厚及短缩的组织与股骨大粗隆外侧滑动而产生弹响，并可在股骨大粗隆外侧触及一条粗而紧的纤维带滑动。本病所表现髋关节弹响多发生于关节外，但响声可给患者带来精神上困扰。一般不产生疼痛或疼痛轻微，有的患者可有明显疼痛，但经过推拿手法治疗，症状一般能好转。日久由于增厚组织的刺激，可产生粗隆部滑囊炎。

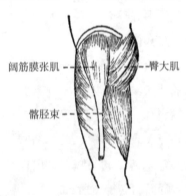

阔筋膜张肌 --- --- 臀大肌

髂胫束 ---

图 11-8　臀大肌、阔筋膜张肌和髂胫束示意图

髂胫束损伤后，可出现大腿外侧紧张和疼痛，大腿内收位疼痛加重，下蹲困难，患肢多呈半屈外翻体位。两下肢对比，患肢可假性变短，发展严重可导致挛缩，因髂胫束和阔筋膜张肌是超髋、膝双关节的肌肉，挛缩可导致双关节屈曲畸形。部分骨骼畸形，如髋内翻、腰部疾患等，也是易引起髂胫束劳损的原因。小儿麻痹后遗症可遗留髂胫束挛缩，导致下肢屈曲、外展、外旋畸形，严重时可伴发髋关节脱位。损伤的臀中肌、阔筋膜张肌与髂胫束损伤均可导致大腿外侧疼痛。臀中肌痉挛也是髂胫束损伤的主因，其除在臀的外上部分疼痛外，主要是大腿外侧，甚至到小腿也有牵拉感。阔筋膜张肌位于臀部最外侧，损伤时也可触及僵硬的痉挛肌束，但较臀中肌小。疼痛位于髋关节大转子处，若为慢性疼痛，要注意有无髋损伤或炎症。疼痛的位置在大转子内侧时，要注意是否为股方肌损伤。有时痛点在股方肌上方，则可能为深部臀小肌损伤，临床少见。髂胫束其压痛敏感点在大腿外侧中、下三分之一交界处，有时交界处疼痛也可由股四头肌外侧头损伤引起，要予以鉴别。

髂胫束挛缩检查：当下肢悬空时，挛缩的髂胫束牵拉，使髋关节屈曲、外展、外旋。站立位下肢固定时，骨盆前倾、髋外旋，脊柱向健侧凸并伴有腰痛。

X 线检查：可排除关节内病变。

本病属中医胯骨外缝伤筋范畴，遇有胯部跌伤、斜扭，必有此症。伤后患腿已短，行走歪斜，胯部疼痛。仰卧床榻，双腿伸直，胯腋线正常，伤腿显短。摸其两胯，胯骨外头微现高起，稍宽，即为此症。若晃动伤腿，常出现咕噜声，伤腿显短为胯骨篡筋收缩，背面通筋将就所致。

◆ 理筋手法

1.点穴开筋法：患者侧卧，患肢在上呈半屈位，从阔筋膜张肌沿髂胫束到膝部施以按揉及弹拨治疗，在阔筋膜张肌部的手法宜深沉而缓和，于大腿外侧髂胫束处，手法宜轻快而柔和。弹拨髂前上棘上方的髂嵴部，点按居髎、环跳、风市、膝阳关、梁丘、阿是穴等穴。再沿股骨大粗隆外侧条索增厚处，将短缩肌肉筋膜用力弹拨牵拉，先于下肢内收内旋体位进行，再在下肢外展外旋位施术，以松解粘连，解痉通络。

2. 患者仰卧，医者一手按住股骨大粗隆，另一手握于踝上，将髋关节屈曲、内收、内旋，然后迅速向下牵抖，使下肢伸直。

3. 对髂胫束有轻度挛缩者，患者侧卧，健肢在下伸直位，患肢屈膝屈髋，并让患膝关节内侧尽量贴于床面，医者用拇指或手掌沿大腿外侧阔筋膜张肌至紧张的髂胫束从向上下推揉数次，用力由轻到重。

4. 胯骨外缝伤筋治疗手法：患者仰卧床边，医者站在患者伤肢外侧，用一手按住伤侧腹沟部，另一手握住小腿下端，将患肢拔直，由外向里环转摇晃 6～7 次。将髋、膝关节屈曲，髋关节外旋，患侧之足到健侧腹股沟处（呈 4 字体位），患侧之膝尽量贴近床面。按在患侧腹股沟之手，用力戳按伤处，握小腿之手迅速将伤肢拔直（图 11-9），使 1 次，复 1 次，伤腿已齐，此骨愈合也。

 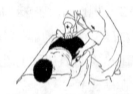 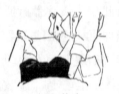

（1）环转摇晃　　（2）屈膝、髋外展、外旋　　（3）拔直

图 11-9　胯骨外缝伤筋治疗手法

5. 屈髋推压法：患者仰卧，患肢屈膝屈髋，健肢伸直，医

者站于患侧，一手按住患髋上方，另手放于患膝外侧，向对侧
反复推压患膝关节数次，以牵拉大腿外侧紧张的髂胫束。

6. 提髋摇晃法（图 11-7）。

四、股四头肌综合征

股四头肌由股直肌、股间肌、股内肌和股外肌四块肌肉组
成，其主要作用是屈小腿，还有屈大腿的作用。直接外力多伤
及局部，伤后可出现不同程度的肿胀、出血。轻者可逐渐吸收，
重者可导致骨化性肌炎。间接外力使股四头肌猛烈收缩或过度
牵拉，其肌肉附着点所在部位受到牵扯而损伤，多发于髂前下
棘，以及股骨体前方和股骨嵴的内、外侧缘等部位。严重者可
造成髂前下棘撕脱骨折，或肌腱部分完全断裂。

股四头肌综合征多为间接外力牵拉所伤，伤后局部肿胀明
显，可有出血、瘀斑。主诉大腿前侧疼痛，行走及小腿屈曲时
症状加重，患肢不敢伸直。髂前上棘下方或髂前下棘压痛，多
为股四头肌附着区损伤，中下段压痛多为股四头肌肌腹及肌腱
交接处损伤，髂前上棘压痛，还要考虑阔筋膜张肌损伤或缝匠
肌附着点损伤。因缝匠肌和股四头肌均为股神经支配，若已排
除了肌肉本身病变，还要排除腰部病变。压痛点在腹股沟中点
下方，要考虑髂腰肌损伤（因此肌附着于股骨小结节）。病程日
久，可有股四头肌肌力减弱，甚至萎缩。肌腱断裂者，可有较
明显的患肢功能活动障碍，如股直肌发生断裂，可在股骨上端
摸到凹陷痕迹，患肢伸膝功能消失。

X 线检查：要排除撕脱骨折。

本病在肌肉起点部的牵拉损伤，属中医伤科胯骨前缝伤筋
范畴。多因跌扑时伤肢过度后伸，或用足踢空而致。伤后胯前

缝处（相当于脾关穴）疼痛，压痛但无肿胀，行走时必要向前努之，不觉疼痛，唯觉酸软无力，只能前脚掌着地，足跟不能着地。患者仰卧床榻，大腿前面通筋（缝匠肌）高起僵硬，既是此症。髋关节被动屈曲或后伸疼痛加重，患此病者不用固定，轻者儿童当时可愈，中年人轻者壹周，重者两周可愈。

◆ 理筋手法

1.点穴开筋法：患者取仰卧位，医者用拇指点按气冲、血海、梁丘、阿是等穴，以感到酸胀为宜。医者用手掌在患者大腿前侧做往返按揉法数次，再用双手拿捏股四头肌数次。上述手法要轻柔。

2.胯骨前缝伤筋治疗手法：患者仰卧，一助手扶两肩，两下肢伸直，医者站于患侧，用一手虎口顶住腹股沟处，拇指按在伤处，另一手握住小腿下端，将伤肢拔直，并由外向内旋转摇晃6～7次。再将患者小腿夹于腋下进行拔伸，将髋、膝关节屈曲，使膝靠近胸部，足跟接近臀部的同时用按腹股沟之手的拇指向下绰之。拿髌之拇指改放鹤顶，将患肢放直之时，扣鹤顶之拇指用力沿股直肌至腹股沟向上顺之，将顺重点在肌腱处，每次屈髋可捋顺2～3次（图11-10）。

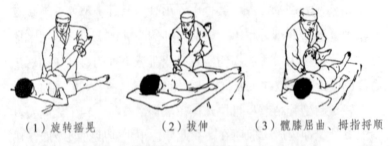

（1）旋转摇晃　　　　（2）拔伸　　　　（3）髋膝屈曲、拇指捋顺

图11-10　胯骨前缝伤筋治疗手法

五、股二头肌综合征

本病在临床上较为常见。股二头肌位于大腿后面外侧，有长、短两头，长头起于坐骨结节，短头起于股骨骨嵴，两头合并后向下外侧走行抵止于胫骨外踝和腓骨头。股二头肌有伸髋关节、屈膝关节并向外旋转股骨的功能。

当极度屈髋和屈膝或膝关节遭受过伸牵拉及膝内翻性损伤时，股二头肌被过度牵拉，使其近端肌腱附着点（坐骨结节部）、远端肌腱附着点（腓骨头部）及肌与腱联合部受到损伤。损伤后局部可有出血或渗液，日久导致粘连和肌腱炎。由于局部刺激，可引起反射性肌肉痉挛和疼痛。重者可致肌腱断裂、撕脱性骨折或肌与腱联合部断裂。因股二头肌远端部在膝关节外侧有保护外侧副韧带和腓总神经的作用，有时损伤可累及外侧副韧带与腓总神经。

伤后局部疼痛，肿胀及发硬，患肢不能屈伸，屈髋伸膝时疼痛加重。根据损伤部位不同，可在坐骨结节、腓骨头部及肌腱联合部有局限性压痛。肌腱附着处损伤，则活动肌腱时疼痛明显，范围广泛；而滑囊炎疼痛范围局限，在活动肌腱时则无疼痛；肌与腱联合处损伤，则疼痛位于大腿后侧；陈旧性损伤可在伤处摸到硬结，疼痛若发生在坐骨结节处，要注意有无坐骨结节囊肿。有学者指出，大腿后外侧胀痛即为股二头肌的胀痛和压痛，多为股方肌损伤所致，此肌可出现明显的压痛。患者健侧卧位，健肢在下伸直，患肢屈髋屈膝，腿内收，膝抵床，使大转子与坐骨结节尽量拉开，在坐骨结节与大转子之间及其稍上方处，即为股方肌所在。在此体位下，对股方肌及股二头肌进行手法治疗可收到立竿见影的效果。此肌损伤后多可查到在第五腰椎有疾患或患侧骶棘肌损伤痉挛，若同时给以治疗，且疗效更快更稳定。因股方肌受骶丛支配，股二头肌受坐骨神经支配，一旦骶部受到损伤，可影响刺激这些神经，影响此二肌而出现症状。

股二头肌抗阻力试验阳性：患者俯卧，微屈膝，医者一手握其小腿，令患者用力屈膝，医者在给以对抗过程中出现疼痛。

本病属中医胯骨后缝伤筋范畴。胯骨后缝，位于胯骨后，秩边穴周围有四道大筋通过，其中一道较粗，易伤易治（臀中肌），余三道较细，易伤不易治。多由踢物蹬空，弯腰斜扭而致胯骨后缝筋肉损伤。此处有伤，行走时身必向前探，胯部酸软无力。患者俯卧，腰及胂肋均无病征，唯秩边穴下，后缝处明显压痛，微有突起（后缝筋岗出）。仰卧位，感觉伤肢好似短缩，伤腿不能放直，直放必痛，伸直不能抬起，既是此症。

◆ 理筋疗法

1. 点穴开筋法：患者俯卧，点按承扶、委阳、阳陵泉等穴。医者站在患侧，用双手拇指沿股二头肌走行方向自上而下施以弹拨及双手拿捏等理筋手法数次，若损伤部位在肌腱附着点，可用拇指或掌根按揉肌腱附着处。

2. 股二头肌陈旧性伤筋可用拨筋顺压法：患者俯卧，医者双手捏住局部硬结处，用拇指来回拨动数次，再沿股二头肌纤维走行方向顺压数次。

3. 弹拨推拉法（以右侧为例）：患者仰卧，医者将患者右踝部夹于腋下，右肘屈曲，以前臂背侧托住患者小腿之背侧，左手搭于患肢膝关节的前侧，用力夹持患肢，拔伸牵拉1～2分钟。保持牵引，医者右手托于小腿后侧，左手拇指放于腓骨头上方股二头肌腱的外侧做前后弹拨推揉，屈膝时向前推，伸膝时向后拉（图 11-11）。最后再伸屈 1 ～ 2 次。此法适用于股二头肌远端附着部伤筋。

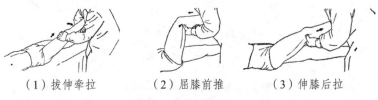

（1）拔伸牵拉　　　（2）屈膝前推　　　（3）伸膝后拉

图 11-11　弹拨推拉法

4. 胯骨后缝伤筋治疗手法：患者坐在床边，助手站在患者背后，一腿屈曲，膝盖顶住后胯缝，向前迎之，双手推住患者两肩，医者站于患者前方，用一手虎口顶住患者腹股沟部，另一手自小腿内侧握住小腿下端，将伤肢拔直，由外向里环转摇晃伤肢 6 ～ 7 次。再将患者小腿夹在腋下，并向斜下方拔伸。将髋、膝关节屈曲，同时将顶住腹股沟之手移至膝前，使膝靠近其胸，足跟到臀骨，同时助手迎着两肩向前推之，使腰向前屈（图 11-12）。使 1 次，复 1 次，此骨愈合。此法适用于大腿后侧筋肉起点部伤筋。

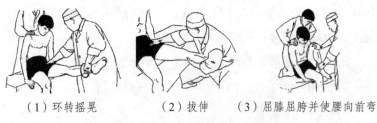

（1）环转摇晃　　　（2）拔伸　　　（3）屈膝屈胯并使腰向前弯

图 11-12　胯骨后缝伤筋治疗手法

六、髋部滑囊炎

髋关节周围有很多滑囊，股骨粗隆及坐骨结节部是众多肌腱的抵止点，为防止磨损，其抵止处常有滑囊保护。其中股骨大粗隆滑囊、坐骨结节滑囊及髂耻滑囊发生炎症反应在临床多见（图 11-13）。

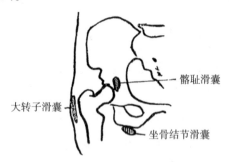

图 11-13　髋部滑囊示意图

1. 大粗隆滑囊炎

股骨大粗隆滑囊属于不定或附加滑囊，不是每个人都有此滑囊。滑囊属多房性的，位于臀大肌附着点与大粗隆后外侧骨突之间，阔筋膜的深层。由于大粗隆滑囊位置较表浅，囊内有少量滑液，当局部受到损伤或髋部活动过度，使臀大肌肌腱与股骨大粗隆长期反复摩擦，引起滑囊积液、肿胀等炎症反应，久之囊壁可逐渐增厚，形成肿块。

伤后大粗隆后上方疼痛，不能向患侧侧卧，大粗隆后方凹陷消失。体格检查可见大粗隆后上方可触及一个有波动、长圆形、边缘较清楚的肿物，压痛明显，患髋关节内收内旋时使症状加重，为了减轻痛苦，患肢常置于外展外旋位。

2. 坐骨结节滑囊炎

此滑囊位于坐骨结节上，臀大肌的深面。本病多发生于长期处于坐位体位或身体瘦弱，而经常坐硬凳的中老年人，故又称"织工臀"。由于劳损或局部损伤，使坐骨结节滑囊长期受压和摩擦，导致囊壁逐渐增厚或纤维化，而引起局部炎性反应。

患者有长期坐位史，局部疼痛、肿胀及不适感，患者不能坐硬物及久坐。体格检查时，坐骨结节处压痛明显，并可触及一个边缘清晰的扁圆形肿块，大小不等。患肢屈髋、伸膝时局部疼痛加重。

3.髂耻滑囊炎

髂耻滑囊位于髂腰肌与髂耻隆起及髋关节囊之间。当各种间接外力，出现髂腰肌损伤或痉挛，使位于髂腰肌与骨盆之间的髂耻滑囊受到摩擦或挤压，而引起炎性反应。

因髂耻滑囊与髋关节囊相通，髂耻滑囊炎多可引起髋关节囊症状。急性髂耻滑囊炎时，可出现股三角区肿胀、疼痛，大腿呈屈曲强迫体位，也可因股神经受压，疼痛可沿大腿前侧放射到膝部与小腿内侧。体格检查时，被动伸直外展或内旋大腿均可使疼痛加剧，两下肢比较，患肢有轻微"长"于健侧的感觉，局部压痛明显。

X线片检查：早期可有关节囊肿胀阴影，无骨质破坏性改变。

◆ 理筋手法

1.大粗隆滑囊炎：患者侧卧，患肢在上，医者在患者臀部大粗隆后上方痛处（即肿块处），拇指用力弹拨肿块数分钟，再对其附近组织梳理顺压，最后在局部用掌根按揉法治疗，以透热为度，可选用胯外缝伤筋手法。

2.坐骨结节滑囊炎：治疗同大粗隆滑囊炎，患者俯卧，施术重点是患侧大腿后侧肌肉及坐骨结节滑囊处。可选用胯后缝伤筋手法。

3.髂耻滑囊炎：可在髋关节周围施用按揉法。对患肢假性长，可采用仰卧屈髋法（图 11-1），也可选用胯骨里缝伤筋治疗手法（图 11-2）。

七、膝关节创伤性滑膜炎

膝关节滑膜是构成关节的主要结构，膝关节的关节腔除股骨下端、胫骨平台和髌骨的软骨面之处，其余大部分为关节滑膜所覆盖，为人体最大的滑膜腔。膝关节滑膜起于关节软骨的边缘，然后反折于关节囊纤维层的内面作其衬里，形成皱襞以适应膝关节的各种运动（图 11-14），膝关节的滑膜还向上伸延达髌骨上方 7～8cm，形成髌上囊。滑膜的血运丰富，滑膜细胞分泌滑液可保持关节面滑润，增加关节活动范围，吸收营养，并有助于扩散关节活动产生的热量。

正常情况下，滑液在关节腔内仅保持 5～10mL 左右，并不断进行新陈代谢，以维持其正常生理功能。因滑膜内有感觉神经末梢分布，一旦滑膜受到刺激，其反应是分泌液渗出到关节腔内，出现膝关节肿胀和疼痛。正常关节滑液为碱性液体，由于关节内酸性产物的堆积，滑液变为酸性，促使纤维素沉淀。如果处理不及时、彻底，出现滑膜功能障碍，可转变为慢性滑膜炎。

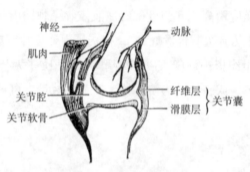

图 11-14 膝关节囊示意图

膝关节受到直接或间接外力损伤，使关节滑膜充血、肿胀，产生大量积液，关节内压力增高，淋巴循环受阻。同时由于损伤后滑膜部分破裂出血，关节内有血性渗出物存积，如不及时清除积液和积血，则关节滑膜受到长期慢性刺激，发生炎症反应，而使滑膜逐渐增厚、纤维机化、粘连，引起关节功能障碍。滑膜炎最常见和较早发生的部位以髌下脂肪垫内衬滑膜、股骨内髁内缘和髌骨关节外侧多见，尤其多见于骨关节炎边缘骨赘刺激者。

伤后出现膝关节肿胀、疼痛，关节活动困难，滑膜有摩擦发涩的声响，局部温度增高，膝关节周围压痛。膝关节肿胀可呈弥漫性进行性加重，一般于伤后数小时出现。疼痛的轻重与关节内积液量的多少有关，关节积液量过多时，屈曲功能受限，抗阻力伸膝疼痛加重。慢性滑膜炎可出现肿胀持久不退，膝部酸痛无力，经常打软腿，关节活动无明显受限。体格检查时，可见浮髌试验阳性（关节积液达到 50mL 时）、积液诱发膨出试验阳性。

膝关节穿刺液多为黄色、清澈，或因有血液而呈粉红色，表面无脂肪滴，细菌培养为阴性。如关节内有积血，常伴有局部和全身温度增高，穿刺可有血性液体。穿刺抽出积血如浮有油珠时，多伴有关节内骨折。

X 线片检查：创伤性膝关节滑膜炎骨质多无异常，或有退行性改变，或有关节内游离体，关节积液量多可见关节囊膨胀影。

◆ 理筋手法

1. 点穴开筋法：患者仰卧，患膝呈半屈曲位，医者分别用两手拇、食二指点按梁丘、血海及双膝眼穴，并按揉阴陵泉、阳陵泉等穴，以局部酸胀为宜。之后，双膝伸直，医者从患肢大腿到膝部，由上而下，顺其筋络施以按揉法，并配合拿捏股四头肌，反复进行数次，手法轻柔和缓。

2. 拔伸屈膝法：患者仰卧，先将患肢伸直拔伸片刻，然后医者一手按住髌骨上缘，另一手握住患肢踝部，先轻轻小幅度来回伸屈膝关节，之后尽量将膝关节完全屈曲，最后伸直患肢。

3. 挤压对揉法：患者仰卧，患膝伸直，医者双手握成虚拳，从肢体远端向近端膝两侧边滚动边挤压（图 11-15），往返数次后，再用两手拇指对揉膝两侧脂肪垫 2～3 分钟，以消除积液。

4. 推挤脂肪垫：患者仰卧，患膝微屈，医者双拇指重叠，分别在内外膝眼处将脂肪垫向内上方推挤按揉数次（图 11-16），以感觉疼痛减轻为宜，可消除膝关节积液。

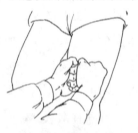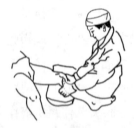

图 11-15　挤压对揉法　　　　图 11-16　推挤脂肪垫

5. 患者俯卧，掌揉腘窝部（委中穴），以关节内有微热感为宜。之后在腘窝周围施以雀啄法，以食、中、无名三指并拢，微屈，用腕力有节奏击打肌肉起止点处各 20 下，再拿捏小腿后侧数分钟。

八、膝关节内侧副韧带损伤

膝内侧副韧带呈扁宽三角形，位于股骨髁与胫骨髁之间，分深浅两层，其内面部分与内侧半月板相连，具有保持关节稳定和调节关节活动的功能，其紧张度随关节位置的不同而改变（图 11-17）。膝关节在全屈或全伸位时相对稳定而不易损伤，而在半屈位时比较松弛，易受损伤。膝关节周围肌群还可通过神经调节发生反射性收缩，使关节稳定性加强。

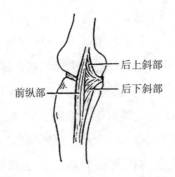

图 11-17　膝内侧副韧带示意图

　　任何体位活动使膝外翻超出正常范围，以及膝外侧受到直接暴力使膝外翻，或当膝关节位于半屈位（30°～ 50°）时，关节的稳定性差，内侧副韧带松弛，小腿突然外展外旋，或足及小腿固定于地面而大腿突然内收内旋，均可造成膝内侧副韧带损伤。膝关节伸直位损伤多发生于韧带的胫骨附着处，而半屈位损伤往往伴有旋转损伤，易发生于韧带的股骨附着处。浅层韧带首先受累，进而伤及深层韧带。根据损伤程度不同，韧带可发生扭伤、部分断裂、完全断裂。如果膝关节受到暴力过强，不仅可造成半月板损伤，还可造成前十字韧带断裂，称为膝关节三联症。由于韧带富有弹性，浅层韧带撕裂往往合并股骨内髁撕脱性骨折，深层韧带中央部断裂多合并半月板边缘破裂，深浅两层在韧带中央部断裂可同时有交叉韧带断裂，使膝关节的稳定性被严重破坏。

内侧副韧带扭伤或部分断裂的患者，一般都有明确的外伤史，膝关节内侧疼痛、肿胀、皮下出血，局部压痛，膝外展时加重，肌紧张可限制膝关节的屈伸活动。局部封闭后关节活动即可恢复，如不能恢复，则可能是由于半月板引起关节绞锁。内侧副韧带完全断裂时，可摸到断裂的韧带间隙。如合并半月板损伤和十字韧带断裂，膝关节可见关节内积血及明显关节功能障碍。

侧方应力试验阳性：患者仰卧，先将膝关节置于0°位，然后再屈膝关节至30°位，分别做膝外翻及内翻的应力试验，与健侧对比，如超过正常范围的活动则为阳性。

韧带损伤可分为三度，具体情况如下。

轻度：又称Ⅰ度，损伤仅限于韧带或其附着点之内部纤维。正常活动时无疼痛，压痛和肿胀位于损伤处，没有关节不稳、关节内积血、交锁等症状，绝大部分膝内侧副韧带损伤属于轻度。

中度：又称Ⅱ度，是韧带部分断裂，从轻微撕裂到严重撕裂仅剩少许纤维相连。其范围较广，损伤处压痛，关节功能障碍比轻度明显，关节内可有液体或出血。半月板损伤所引起的交锁或有或无，但不存在过度侧向移动和前后错动，任何方向都没有异常活动。断裂部分无明显移位、分离。

重度：又称Ⅲ度，韧带本身或其附着点完全断裂。伤后立即出现功能障碍，疼痛剧烈，膝打软，关节内出血、肿胀，关节交锁或有或无，关节不稳。X线应力照片显示膝关节异常侧向移动。如果完全伸直位膝关节外展增加，表示内侧副韧带、前交叉韧带及部分后交叉韧带功能丧失。如伸直位稳定，仅在屈曲30°位时不稳，为单纯侧副韧带损伤。若屈曲90°位前后活动增加，则表示交叉韧带损伤。

核磁共振检查可了解韧带损伤的程度。

中医学认为，膝髌为伸屈行走之主骱，其髌有四缝，膝骨下面及虎眼处称为正缝，髌内侧称虎眼里缝，髌外侧称虎眼外缝，骨端交接处称中缝。膝髌周围有包骨筋十六道，上自两肋，从膝部通过，下自足面，故有"膝为筋之府"之说。膝缝筋伤日久，伸屈不得而诸筋痉挛，伤髌僵硬如杠。

本病属膝部伤筋中虎眼里缝伤筋。遇有跌打碰撞，向外闪挫，膝外侧受伤，向内扭之，必伤里缝。伤后里缝臃肿胀起，疼痛难忍不息，步履难行，不能站立和动转，其髌不能伸直，走路足跟不能着地，里缝压痛明显。

◆ 理筋手法

1. 点穴理筋法：患者仰卧，患肢伸直并外旋，医者先点按血海、阴陵泉、三阴交等穴，然后用拇指前端在患处做垂直于韧带纤维走行方向的轻柔往返弹拨，边拨边按直到指下感到移动的纤维变得平顺整齐，然后用拇指在患处从上而下沿纤维走向由浅至深做推压顺筋手法。最后医者按住患处，令患膝缓慢屈伸 3 ～ 5 次。

2. 虎眼里缝伤筋治疗手法：患者屈膝垂足，正坐床边，助手坐在患侧，双手固定患者大腿下端。医者半蹲在患者前方，一手由外侧用拇、食二指圈住髌骨，并用拇指按住伤处，余三指在腘部拿住膝外方。另一手由内侧握住患肢足踝部，轻轻环转摇晃 6 ～ 7 次。医者站在患肢外侧，用拿膝之手按住伤处，握踝之手与助手用力相对拔伸。使患肢盘膝，大腿外展外旋，足跟尽量靠近健侧腹股沟部，其髌有声者合也，再用拿膝之手的拇指推捋里缝，将患肢轻轻拔直，使 1 次，复 1 次。医者再用双腿夹住患足踝绷直，用双手掌在膝关节两侧施以捋顺捻散，以按摩舒筋（图 11-18），复于本位。重者三周，轻者两周可痊愈。

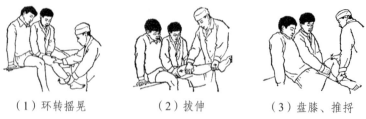

（1）环转摇晃　　　　（2）拔伸　　　　（3）盘膝、推捋

图 11-18　虎眼里缝伤筋治疗手法

九、膝关节外侧副韧带损伤

膝关节外侧副韧带呈圆条状，长约 5cm，其近端附着于股骨外上髁，向下后方止于腓骨小头。外侧副韧带与外侧半月板不直接相连，二者间由腘肌腱分开，后者围绕滑膜鞘（图 11-19）。因膝外侧副韧带位于膝关节中轴线的后方，因此在屈膝时此韧带松弛，小腿可做少许内收、外旋活动，伸膝时此韧带紧张。外侧副韧带是膝外侧稳定的静力结构，可对抗内翻的应力。因膝关节外侧有髂胫束和股二头肌保护，加之在遭受内翻损伤时受对侧肢体的保护，因此单纯膝外侧副韧带损伤很少见，往往伴有其他外侧结构损伤。

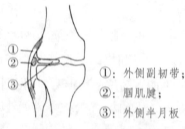

①：外侧副韧带；
②：腘肌腱；
③：外侧半月板

图 11-19　膝外侧副韧带

膝关节在伸直位时，外侧副韧带、关节囊和肌肉处于紧张状态，膝外侧副韧带不易损伤。当内翻应力过强，可造成腘肌腱、外侧关节囊及后交叉韧带损伤。膝关节完全屈曲时，膝外侧副韧带处于松弛状态，故不易损伤和断裂。膝关节半屈位时，外侧副韧带处于半松弛状态，其稳定性较差，当小腿突然内收、内旋或大腿强力外展、外旋时，膝关节过度内翻，使外侧副韧带遭到牵拉而造成损伤。另外，直接暴力作用于膝外部，亦可引起外侧副韧带损伤。膝外侧副韧带损伤往往发生在其起止点处，损伤轻者仅致韧带扭伤，严重者可使韧带断裂或伴腓骨小头骨折，有时可合并腓总神经损伤，产生足下垂，足背和小腿外侧皮肤感觉消失或减退。

患者多有膝关节屈曲、内收、内旋损伤史。膝关节外侧疼痛、肿胀、皮下出血和局部压痛明显，疼痛和压痛点多位于股骨外踝和腓骨小头附近。如果损伤仅限于膝外侧副韧带则无关节积液与肿胀，若同时伴有关节囊和交叉韧带的损伤，则有不同程度的关节积血。体格检查可见膝外侧副韧带分离试验阳性。

膝关节内收应力试验：在伸直位时阳性而屈曲 30°位阴性，表示单纯膝外侧副韧带断裂或松弛；小腿内收时，膝外侧间隙张开越宽则损伤程度越重。若合并关节囊及交叉韧带损伤则伸屈位内收应力试验均阳性。

本症属于膝部伤筋中虎眼外缝伤筋。遇有跌打碰撞，向里闪挫，膝内侧受伤，向外扭之，必伤外缝。伤后不肿或微肿，外缝疼痛。下蹲后不能自动站起，走路歪斜不平，外缝压痛明显，侧卧伤腿能直，仰卧伤腿不能放直。

◆ 理筋手法

1.点穴开筋法：患者侧卧，患肢在上，膝关节略屈曲，医者先点按梁丘、阳陵泉、足三里等穴。然后医者用拇指在损伤局部沿外侧副韧带走行垂直方向做轻柔的弹拨或按揉；再使患膝伸直，医者沿外侧副韧带起、止点处沿肌纤维走行方向由上向下分别向伤处做推顺，再由浅向深部按压；然后按其患处，令其患膝做屈伸活动数次。

2.虎眼外缝伤筋治疗手法：患者侧卧床上，伤肢在上，助手固定大腿下端勿使晃动。医者站于伤腿前面，用一手拇指扣住外缝，其余四指在膝内侧拿住膝窝，另一手拿住伤肢足踝部，将小腿由外向内环转摇晃 6 ～ 7 次，再与助手用力相对拔伸。将膝关节屈曲，同时助手撤除，使膝靠近其肚，足跟靠近臀部，拿膝之手的拇指用力向内归挤。再将伤腿拔直，使 1 次，复 1 次（图 11-20）。再在伤处用捻捋顺三法，按摩舒筋，复其本位。

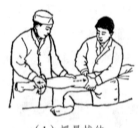 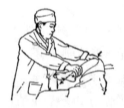

（1）摇晃拔伸　　　　　（2）屈髋、膝，归挤，拔直

图 11-20　虎眼外缝伤筋治疗手法

十、腘肌损伤与腘肌腱滑脱

腘肌腱起于股骨外上髁外侧面上缘，腘肌沟的前部，斜向

内下方，经膝外侧副韧带和外侧半月板之间，止于胫骨后面，腓肠肌外侧头附着于后上方（图11-21）。腘肌腱位于关节囊内，它是人体中仅有的位于关节囊内的两个肌腱之一（另一个是肱二头肌长头腱），有屈小腿和使胫骨内旋的功能。

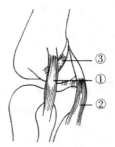

①：外侧副韧带；②：腓肠肌外侧头；③：腘肌腱

图11-21　膝外侧肌腱和韧带

由于外伤或腘肌腱沟浅等原因使腘肌腱相对松弛，当膝关节屈曲，股骨外旋位时突然伸膝，使腘肌腱从沟内滑脱。反复滑脱或劳损，使腘肌腱与外侧副韧带相互摩擦，导致腘肌肌腱炎。长期超范围旋转股骨或胫骨，均可使腘肌腱受到损伤，伤后可致腘肌痉挛或挛缩。在伸膝时，股四头肌需增加对抗挛缩的腘肌，髌股关节可产生应力致痛。腘肌痉挛或挛缩可将胫骨平台拉起致后倾角减小，体重作用于胫骨平台向前作用压向髌骨，产生髌股关节痛。

伤后主诉疼痛不适，多位于膝外侧偏后方的关节间隙稍上方，活动时膝前痛，上下台阶时加重，久坐感患膝疲倦，伸膝后症状缓解，髌骨周围有压迫感。腘肌腱滑脱多发生在屈膝深蹲小腿外展位时，膝外侧突然出现滑动弹响，声音低钝，伴有明显不适，甚至不能活动，过几分钟或更长时间后，可自行恢复活动，但常有不适感。重复发生者，发生前患者常有预兆而感到恐惧。体格检查可见局部肿胀，压痛，有时可在膝外侧股骨外侧髁下缘触及压痛，主动或被动内旋股骨或外旋胫骨可使腘肌因受到牵拉而产生疼痛，在滑脱瞬间可触及肌腱滑动。

X线片检查可排除其他疾病。

◆ 理筋手法

1. 点穴开筋法：患者俯卧，点按委中、委阳等穴，医者沿患侧腘绳肌及膝后部至小腿三头肌施以按揉法，以缓解肌肉痉挛。

2. 患者俯卧，膝略屈曲，寻找膝后侧压痛点及阳性反应物，并沿腘肌腱走行方向或痛处做垂直弹拨手法，再施以拇指按揉顺压，以使其筋复其位。治疗与虎眼外缝伤筋治疗手法相同，拿髌之拇指改放于伤处。最后在腘窝施以掌揉法，以局部微热为宜。

十一、胫腓近端关节错缝

胫腓近端关节由腓骨小头关节面与胫骨的腓骨关节面构成，周围由腓骨小头韧带加强。腓骨上端有股二头肌肌腱附着，关节外侧有腓总神经通过（图11-22）。此关节只有在足背屈，腓骨轻度外旋时，才发生轻微移动，属于微动关节，损伤并不多见。

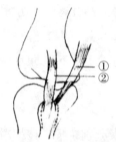

①：股二头肌肌腱；②：外侧副韧带

图 11-22　胫腓关节错缝示意图

当足突然强力背屈或小腿突然受到向外扭转暴力，外力超出了腓骨小头正常活动范围，使腓骨小头向后方发生错移。当踝突然内翻并向内扭转小腿，或膝处于半屈位时（此体位可使股二头肌及膝外侧副韧带松弛），躯体向对侧旋转，可使腓骨小头出现向前外侧错移。

因腓骨小头关节面的前方有胫骨外侧髁盂下缘阻挡，关节囊前厚后薄，腓骨只有外旋功能及股二头肌牵拉等因素，发生腓骨小头向后方错移多见。

伤后自感小腿沉胀不适，转动不利，行走不便。腓骨小头前、后方压痛，推之前后错动时疼痛，仔细触摸对比，可觉腓骨小头略向前或后方错移。屈膝位旋动小腿时，关节内可有涩滞不合的摩擦音。若为脱位，腓骨小头向前外方突出，按之有浮动感，活动度可达 1cm 左右（正常不超过 3mm），用力按回原位，松手又弹起。屈膝小腿外翻蹬腿抗阻试验阳性。若合并腓神经损伤，当腓浅神经受到损伤，可出现小腿前外侧麻木，感觉迟钝。腓深神经受到损伤，可出现胫前肌、腓骨肌肌力减弱，出现足背屈外翻无力的症状。

中医称此症为站骨（腓骨小头）离位伤筋。多因跑、跳、蹾、颠，向外转扭，必致站骨离位。伤后唯觉疼痛，外无行迹，站立、行走均可，由蹲位站起时，感膝关节外侧无力，需双手扶膝方可。按压站骨可随手上下移动。

◆ 理筋手法

1. 患者俯卧，医者分别拿捏、按揉股二头肌，腓骨长肌和比目鱼肌。如在局部发现筋结、筋索等阳性反应物，可行手法弹拨或按揉，以使局部周围组织充分放松。

2. 理筋复位手法

（1）腓骨小头向后方错移：患者仰卧，髋、膝屈曲，医者一手放于膝上方，拇指在腓骨小头后方，另一手握住足踝部，先屈伸旋动膝关节数次，待患肢完全放松时，握足踝之手将小腿屈曲，内收伸直，与此同时，医者用拇指顺势推腓骨小头向前（图 11–23）。若感觉手下有移动，表示复位成功。

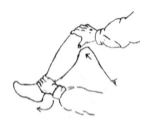

图 11–23　腓骨小头向后错移整复手法

（2）腓骨小头向前外侧错移：整复手法与向后错移相反，医者拇指放于腓骨小头前方，向后按压使其回位。

（3）虎眼外缝伤筋治疗手法相同，拿憋之手向下改拿伤处。

附：腓神经卡压综合征

腓总神经在腘窝顶部从坐骨神经分出后，沿股二头肌肌腱深侧向下行至腓骨后侧，通过腓骨颈外侧面的骨沟和腓骨长肌肌腱的纤维弓和深筋膜组成的骨—筋膜管至小腿前外侧，在管内分为腓深、腓浅支和回返支（图 11–24）。

本病多发生于足和踝的急性或慢性跖屈内翻位损伤。伤后足及小腿外侧渐痛，足内翻及运动时加剧，逐渐出现胫前神经（腓深神经）麻痹现象，踝背伸或外翻肌力减退或足下垂；小腿和足外侧有不同程度感觉障碍或感觉异样，腓浅神经受压后可在其支配区出现疼痛或感觉异常，有时可向近端放射，但无肌肉瘫痪或肌电图变化。

在卡压神经致痛点叩诊时，可在腓骨颈（腓总神经卡压）处，以及小腿中下 1/3 筋膜出口（腓浅神经卡压）处，其支配区可出现刺痛，即 Tinel 征阳性。

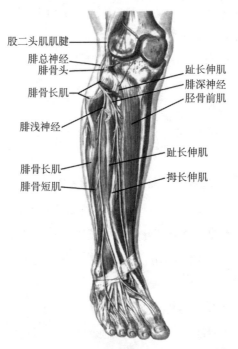

股二头肌肌腱
腓总神经
腓骨头
腓骨长肌
腓浅神经
腓骨长肌
腓骨短肌

趾长伸肌
腓深神经
胫骨前肌
趾长伸肌
拇长伸肌

图 11-24　小腿的腓神经走行

◆ 理筋手法

1. 点穴开筋法：患者俯卧，点按环跳、委阳、阳陵泉、足三里、阳交、昆仑、申脉等穴。医者自臀部开始，沿股二头肌、腓肠肌至踝部分别施以掌揉法及拿捏法。

2. 患者侧卧，医者用拇指在腓骨颈外侧面（腓总神经卡压处）及腓骨中段外侧或腓骨中下 1/3（腓浅神经卡压处），寻找压痛点或阳性反应物，并用拇指在反应点处施以弹拨、按揉及顺压法。

3. 最后沿小腿外侧至踝部施以叩打法，以提振经气。

十二、髌下脂肪垫损伤

髌下脂肪垫呈三角形，充填于髌韧带之后及股骨髁前下部、胫骨前上缘的间隙内，由内向外并向两侧延伸，逐渐变薄，超出髌骨两侧缘约 1cm。脂肪垫介于关节囊纤维层与滑膜层之间，属于关节内滑膜外结构。该处滑膜衬覆发出三角形皱褶，形成黏液韧带，内含血管，向上向后止于股骨髁间窝。一旦损伤，可引起关节内出血，该韧带具有固定脂肪垫，限制其前移的作用，其游离缘向两侧延伸与脂肪垫两侧缘一起向上延续形成翼状韧带（图 11-25）。髌下脂肪垫具有衬垫、润滑和防止摩擦的功能。在屈膝时，关节腔前方空虚，脂肪垫被吸入而充填间隙。当股四头肌强力收缩时，脂肪垫内压过高，有限制膝关节过伸的作用。本病常累及相关的滑膜及相邻的髌腱。

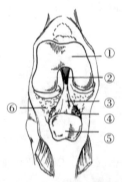

①：股骨髌面；②：黏液韧带；③：髌骨滑膜皱襞；④：翼状韧带；
⑤：髌骨关节面；⑥：髌下脂肪垫

图 11-25　髌下脂肪垫及周围组织示意图

膝关节极度过伸或直接损伤，或长期过度屈伸，使髌下脂肪垫受到挤压和反复牵拉，引起局部充血、肥厚等改变。另外，脂肪垫中脂肪沉积过多，股四头肌张力减退，或膝反张均可使脂肪垫受到反复嵌压。也可继发于膝关节创伤性滑囊炎、髌骨软化、半月板损伤等病变。各种原因均可使髌下脂肪垫产生炎性反应，刺激皮神经而引起疼痛。由于髌韧带与脂肪垫发生粘连，或脂肪垫嵌顿缓冲作用降低，导致膝关节的功能受到影响。

本病多发于中青年女性，以经常爬山，下蹲和步行者居多。膝前下方酸痛乏力，膝完全伸直时（尤其在膝伸直至10°～20°时）疼痛加重，疼痛位于髌韧带上端后方及两侧。有时可放射到腘窝，沿小腿后部窜至足跟，关节活动无明显障碍。劳累后症状加重，稍屈膝症状减轻。体格检查可见髌腱两侧肿胀，可有少量积液，脂肪垫肥厚者，可见膝眼膨隆，有时可有卡住现象。髌骨下有明显压痛，若股四头肌收缩拉紧髌腱，压痛减轻，可证实病在脂肪垫而不在髌腱，或检查者一手将髌骨推向前下方，使其下缘向前翘起，另一手手指在髌腱后方脂肪垫附着区向前方推压，可有局限性剧烈疼痛，通常压痛在髌韧带两旁及髌骨中下 1/2 两侧。

X 线片检查：一般为阴性，有时可见髌下脂肪垫三角阴影模糊或密度增高，或形态增大，有时可见钙化点。

本症属中医虎眼正缝伤筋范畴。遇有跌打碰撞，颤空失足，躯体向后仰之，必伤正缝。伤后疼痛位于骭前膝下方，其骭不能伸屈，痉挛僵硬直如杠。膝盖稍向下垂，膝窝鼓起，按之疼痛难忍。

◆ 理筋手法

1.点穴开筋法：患者仰卧，点按梁丘、血海、膝眼等穴，以理筋活血。膝关节呈半屈位，医者在膝关节髌骨下方及髌韧带两侧施以单拇指或双拇指对揉数分钟。

2.研磨法：患者仰卧，医者用大小鱼际按住髌骨下缘处，进行轻柔环转研磨数分钟，以局部微热为宜。

3.推挤按揉法：患者仰卧，医者一手拇指按在髌上方，另一手拇指前端分别顶住患髌下极两侧疼痛点（患处），做向前下方推挤动作数次。再用医者之手掌按住髌上方向下推，使其髌骨下缘翘起，另一手拇、食二指屈曲用前端按住髌骨下极及两侧做按揉数次（图11-26），以关节缝隙为施术部位。

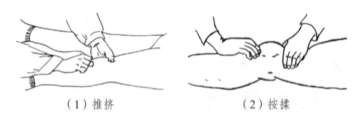

（1）推挤　　　　　　　（2）按揉

图 11-26　推挤按揉法

4.摇晃按压法：患者仰卧，医者站在患侧，令患膝屈曲，医者一手握住膝关节，拇、食指分别按于髌骨内外缘处，另一手握住踝关节进行环转摇晃，同时拇食指分别进行按揉。之后握踝关节之手使膝关节先屈曲再伸直，在伸直的同时，按在膝关节的手指用力向下按压，反复进行数次。

5.虎眼正缝伤筋治疗手法：患者坐在床边，一助手固定其大腿下端，勿使摇动。另一助手握住患者足踝部及足跖部。医者半蹲在患肢外侧，一手轻轻握住患侧小腿的下端，另一手握拳（拳眼在上）。施术时，嘱两助手缓缓用力拔伸，第二助手并轻轻向内、外旋转小腿，医者用握拳之手的拳眼，迅速向上击打腘窝，随即与第一助手同时撤除。医者握小腿之手与第二助手同时将患膝屈曲，握拳之手按住伤膝，使膝靠近其肚，足跟接近坐骨。再用双手拇、食四指圈住髌骨，余六指在下，归挤之，助手将伤腿慢慢放直（图 11-27）。按摩其筋，复其本位。此法适用于脂肪垫嵌顿及粘连而致膝关节功能活动受限者。

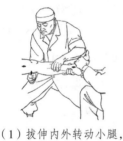 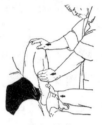

（1）拔伸内外转动小腿，
　　用拳膝眼击打腿窝

（2）屈膝

图 11-27　虎眼正缝伤筋治疗手法

十三、伸膝筋膜炎

本病又称伸膝腱膜纤维炎、髌周病等。伸膝筋膜是股内、外侧肌腱向远端的延续部分，止于胫骨内外髁，构成膝内外支持带的纵束。髌骨内外斜束支持带位于纵束和髌横支持带浅面，为膝部深筋膜，宽约 1cm，有时可增厚形成条索，甚至引起弹响，尤以外侧多见（图 11-28）。

伸膝筋膜的功能：①参与伸膝功能：髌骨内外斜束的方向与股内、外侧肌腱的方向相对应，当伸膝最后 10°～ 15°时股内收肌用力则外侧斜束紧张；在伸膝 15°～ 90°时股外侧用力则内侧斜束紧张。内外斜束与股内外侧头延续腱膜形成的支持带纵束，共同参与伸膝作用。②固定髌骨稳定膝关节：内外侧斜束及髌横支持带，将髌骨固定在股骨滑车中，以防脱位。③增强膝关节囊：扩张腱在髌骨周围基本上和膝的关节囊融合在一起，增强了关节囊的稳定性。

在髌韧带近端附着点两侧与斜束的交界处，有内外两条血管分布于髌腱的腱围及髌前，这两束血管来自膝内下及膝横动静脉。受伤或劳损可导致该处血管静脉充血怒张或形成痛性血管袢（图 11-29），甚至血管增生硬化，受牵拉而引起该处疼痛。

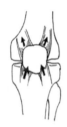 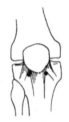

图 11-28　斜束支持带　　　　图 11-29　髌尖两侧血管袢

髌周筋膜与膝关节囊融合于髌骨周围，退变可出现增厚变性。其下方的脂肪组织及覆盖的滑膜也可呈现炎性反应，使髌周滑膜隐窝消失，并与髌骨粘连。损伤也可致血管痉挛，造成局部缺血。

本病多为缓慢发病，患者主诉多为跳跃及落地时膝痛，有腿部打软及跪落感，上下楼梯及半蹲位时疼痛。疼痛时轻时重，可与天气变化有关，稍加活动后症状减轻，活动过久或劳累后加重。体格检查可见髌周筋膜可触及疼痛激发点、痛性筋结或痛性索条，并能摸到粗涩韧硬的皮下组织。特别是在髌尖区、髌韧带附着点两侧及髌骨外上角处压痛明显。髌周指压痛阳性，半蹲试验（在屈膝 30°～ 90°位）时出现疼痛，压髌和髌研试验可正常。X 线片检查可显示髌骨内外侧缘增生或钙化。

◆ 理筋手法

1. 点穴开筋法：患者仰卧，点按梁丘、血海、膝眼、阴陵泉、阳陵泉等穴。医者在患侧股四头肌下端，髌骨周围及髌韧带两侧施以按揉法，并用拇指推揉脂肪垫数分钟，寻找疼痛激发点或筋结或条索等阳性反应物，并用拇指施以弹拨、顺压法。

2. 旋髌提髌法：患者仰卧，医者双手拇指反方向握持髌骨上下极，做相反方向的旋转动作。再用双手掌从患膝内外两侧夹住髌骨，并向上有节律地提起数次（图 11-30），以增加髌骨活动范围，改善髌周血运。

3. 屈拇推拨法：医者一手拇指屈曲 90°，前端顶按住患膝痛处，另一手之手掌按住该拇指，平稳地推移（图 11-31）。施用此法时要以患者能耐受为宜。

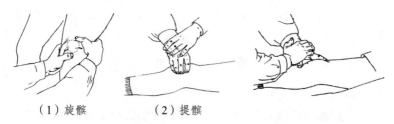

(1) 旋髌　　　　(2) 提髌

图 11-30　旋髌提髌法　　　**图 11-31　屈拇推拨法**

4. 由于筋膜粘连造成膝关节功能受限者，可选用虎眼正缝伤筋治疗手法。

十四、跳跃膝

伸膝动作是股四头肌通过髌骨与髌腱而完成。髌韧带是股四头肌的延续部分，是全身最大的韧带之一，长约 8cm，其近端附着髌骨下缘及其后方的粗面（即髌尖部），远端止于胫骨粗隆（图 11-32）。髌韧带前面有 3 ～ 5 层疏松腱围组织，腱围具有滋养血管、营养髌腱及末端的作用。腱围层之间可以滑动，减少摩擦。当出现以髌尖之髌腱附着处疼痛为主的症状，称为髌尖末端病；以髌腱本身及其周围症状为主的则称为髌腱炎或髌腱腱围炎。本病多发生于从事跳跃的运动员，故又称跳跃膝，髌骨下极骨软骨炎。

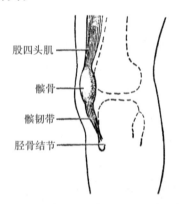

股四头肌

髌骨

髌韧带

胫骨结节

图 11-32 膝关节伸膝装置示意图

突然用力跳跃及髌尖部直接受到撞击，或反复跳跃及膝过多的屈伸活动，使髌腱或其髌尖末端处受到牵拉损伤，导致退变，甚至造成撕脱骨折或使增长的髌骨下极发生应力骨折。其退变病理改变为腱及腱围可变为黄褐色，腱围充血、肥厚，与髌腱粘连。腱纤维本身变性，腱内有软骨或有骨形成。腱围血管增生，管壁肥厚。

本病逐渐发病，髌骨下极疼痛，跳跃时加重，上下楼梯及下蹲痛，越是屈膝牵拉力越大，疼痛就越加重，膝部无力，打软腿。体格检查可见局部压痛或有肿胀，可触及髌尖增长，抠触时疼痛剧烈。髌腱末梢增粗，伸膝抗阻痛阳性。必要时可在压痛点处封闭，如症状体征消失，则有助于诊断。

X线检查正常，有时可见髌尖延长或骨质疏松，或有撕脱骨折。

◆ 理筋疗法

1. 点穴开筋法：患者仰卧，膝部放松，点按梁丘、血海、内外膝眼、足三里等穴。再用掌揉法施以髌尖、髌腱及附着点周围等处，以患处微热为宜。

2. 推挤按揉法：施术重点为患处，以患者能忍受为宜（图11-26）。

3. 弹拨揉捻顺压法：患者仰卧，医者用拇指沿患侧髌腱走行垂直方向施以往返弹拨手法，然后再顺其肌腱走行方向做连续揉捻顺压手法（图11-33）。

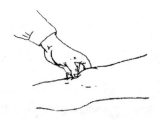

图11-33 弹拨揉捻顺压法

4. 拿捏腘绳肌及小腿三头肌，以调节平衡。

十五、膝关节髌骨软化症

髌骨是人体最大的种子骨，略呈三角形。髌骨关节面呈卵圆形，光滑润泽。髌骨与股骨滑车面构成髌骨关节。髌骨关节面以纵行嵴分为内、外两部分；再由横嵴分为上中下三区，加上髌骨内缘的小关节面，共分为7区。在伸膝30°时，下区与股骨滑车相接触；60°时，中区接触；90°时，上区接触；120°或以上时，主要是髌骨内侧小面与股骨髁相接触。伸膝角度不同则有不同的接触面，在膝屈曲时，髌骨在股骨滑车上由外上向内下滑动，伸直时则由内下向外上滑动（图11-34）。由于髌骨软骨在人体所有关节软骨中最厚，可达6～7mm，承受力大，因而其发病率远远高于其他关节软骨。本病多发生于青少年或中年以前，女性多于男性，中年人发生此病应诊断为骨性关节病。

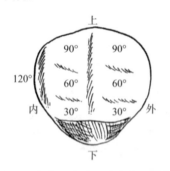 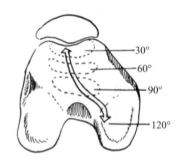

（1）不同角度屈膝时髌骨关节面接触区　　　（2）髌骨移行轨迹

图 11-34　髌骨屈膝关节面及移行轨迹

当膝关节在半屈位损伤或反复伸屈扭转，使膝关节周围肌力减弱，失去平衡，髌骨关节软骨面产生相互不协调摩擦、损伤，久之关节软骨面发生退变，弹性降低，出现裂纹、变性、变薄，甚至破裂和脱落而暴露出骨组织，晚期则出现纤维性增殖。其病理变化可分为4期，一期以软化为主，软骨失去正常光泽，浅表凹凸不平，局限性软化（一般直径不超过1～2cm），泛起、肿胀或纤维化；二期以裂变为主，裂隙或多或少，或深或浅，深者可达软骨下骨，伴有明显纤维变，软骨磨损变薄；三期以溃疡为主，软骨糜烂、破裂、剥脱以致骨质裸露；四期以退变为主，软骨变薄而不整齐，骨质暴露较多，软骨下骨板硬化，骨赘形成，关节间隙狭窄（图11-35）。此期即为骨性关节炎，多见于中老年人。

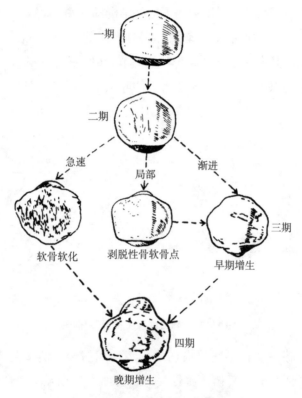

图 11-35　髌骨软骨软化分期

患者初感膝部酸软无力，继而出现髌骨后方疼痛，上下楼梯明显，休息时减轻，活动后加重，尤以膝半蹲位时疼痛明显。行走时膝关节无力，打软及有不稳感。当关节刚开始活动或走不平路时，可突然感到患膝有要跪倒的感觉，有时伴有髌下摩擦音或捻发音，或假性交锁现象。膝过伸痛是由于伴有脂肪垫增厚或滑膜炎在过伸时受到挤压。部分体型肥胖、韧带松弛、膝部负担过重及久坐屈膝体位者，易发生本病。半蹲痛是本病重要依据，根据半蹲角度，可推测病变关节面位置。

髌研试验阳性、髌周指压痛阳性、单腿下蹲试验阳性等。

X线片检查：后期可见髌骨关节间隙狭窄，髌骨边缘增生，软骨面粗糙、硬化及囊样变，骨赘形成。

◆ 理筋手法

1. 点穴开筋法：患者仰卧，膝下垫枕，点按血海、梁丘、膝眼、阳陵泉、阴陵泉、三阴交等穴，以松解髌骨及周围组织。患膝伸直，医者用拇指分别沿髌骨内、外下极两侧向斜上方推揉数分钟。

2. 圈髌松解法：医者用双手拇、食四指圈住髌骨，余六指放于膝后方，做由外向内的环转运动数分钟。

3. 推髌搓髌法：患者仰卧，医者用拇指按住患膝外上方，有节律地从外向内推动髌骨，以增加髌骨活动范围，减轻疼痛。再用双手小鱼际在髌骨上下极做往返搓动，或在髌骨两侧将髌骨捧起并做搓动（图11-36），以减轻髌股间压力，改善髌周血运。

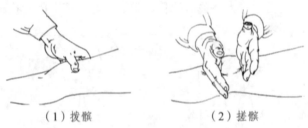

（1）拨髌　　　　　　（2）搓髌

图 11-36　推髌搓髌法

4. 提髌法：医者用拇、食、中指捏住患膝髌骨内外侧，迫使髌股关节分开，然后上下滑动，以减轻髌股间压力与刺激

（图 11-37）。

5.屈伸推髌法：患者仰卧，医者一手握其踝部做牵拉动作，使膝被动屈伸，同时用另一手拇指从髌骨外上角向内下方推按，屈膝时放松，伸膝时用力向下推按，使髌骨形成水平方向的滑动（图 11-38），以扩张伸膝装置，增加髌骨活动度。

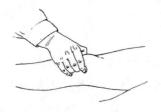 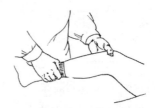

图 11-37　提髌法　　　　　图 11-38　屈伸推髌法

6.最后再掌揉患膝两侧间隙及膝眼，并拿捏小腿三头肌数分钟。

十六、膝关节骨性关节炎

膝关节是人体中最大且结构最复杂的一个屈戌关节，正常膝关节在半屈位时，形似大象的头部，额部是髌骨，鼻是髌腱，眼是脂肪垫，牙是两侧关节间隙，耳是骨内、外侧头（图 11-39），因其活动量大，关节软骨经常处于磨损挤压负荷状态，产

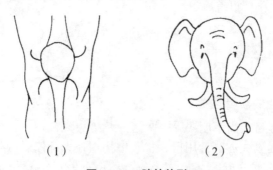

（1）　　　　　　　　（2）

图 11-39　膝的外形

生软骨变性、关节间隙狭窄和骨赘形成等改变，而发生骨性关节炎。若发生在髌股关节，称为髌股关节骨性关节炎；若发生在全膝骨关节，因多伴有膝关节肥大或畸形，则称为膝关节骨性关节炎、肥大性关节炎等。本病多发于中老年人，体形肥胖者易发生此病。

1. 髌股关节骨性关节炎

主要是由髌股关节压力增高，或软骨本身相对软弱，积累性磨损所致。膝关节慢性劳损是产生本病最常见的原因，多见于膝半屈位工作、上下楼梯过多、屈膝久坐，甚至久穿高跟鞋及体形肥胖等，均可使髌股关节负荷加重，而引起疼痛。髌股关节骨性关节炎以髌股外侧间隙发病率最高，可能与生理性膝外翻向外的分力有关。临床表现为髌股间或髌骨周围疼痛，疼痛可累及膝前、内、外关节间隙或胫前。疼痛比髌骨软化更严重，更持久，功能减弱更严重。患者经常感到膝部肿胀和僵硬，步行时有打软、跪落感，膝关节伸屈时常有摩擦音并伴有疼痛。当由坐位站起或下楼梯时突然膝部打软，常伴有尖锐的疼痛，这是与髌骨力线不正所致打软的区别。打软是由于股四头肌力弱，关节不稳，病损的关节面摩擦错动所致。检查时患者由坐位站起困难，可考虑髌股关节病变。骨赘可使髌骨各缘都增宽，产生"大髌骨"之感觉。髌骨被动横向移动受限，屈膝也常受限。股四头肌可有萎缩，关节内可有积液或伴有滑膜增厚。伸膝抗阻疼痛试验阳性，髌研试验阳性。

2. 膝关节骨性关节炎

病因目前尚不明确，本病可分为原发性和继发性两种。原发性又称为特发性骨性关节炎，有明显家族遗传特点，该病可累及单关节或多关节，主要是负重关节。继发性关节炎常继发于关节畸形、损伤、炎症等病症。继发于创伤者，又称为创伤性关节炎。膝关节增生好发于胫骨平台髁间突及髌骨边缘。其临床表现为：①疼痛：膝关节有不同程度的疼痛，疼痛多为钝痛，并伴有沉重感，酸胀感或僵滞感，休息、负重及主动活动肢体后疼痛加重，疼痛多与天气、环境及情绪有关，膝关节骨性关节炎疼痛特征为，"膝从静止位刚开始活动时痛，稍微活动后疼痛减轻，负重和活动多后疼痛加重"，具有"痛－轻－重"的规律；②肿胀：可由关节积液、滑膜肥厚、脂肪垫增大及骨赘所致；③畸形：多见于膝内翻畸形，髌骨力线不正或髌骨增大；④功能障碍：绝大多数属于功能受限，关节功能永久完全丧失者很少见，关节活动协调性可发生改变，出现膝关节打软或滑落感、跪倒感或错动感，以及交锁、弹响或摩擦音等，关节活动能力减弱，可出现关节僵硬、不稳、活动范围减小等。

本病的其病理变化为软骨退变、磨损，形成软骨性骨赘，进而骨化形成骨赘。在肌腱、关节囊和韧带附着处，随着软骨退变可发生纤维软骨增生，甚至骨化而形成骨赘及关节肥大变形。滑膜血循环障碍及滑液变稀，均可影响关节软骨的润滑和营养功能，而加速关节软骨退行性改变。

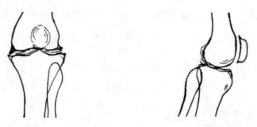

图 11-40　膝关节骨性关节炎 X 线改变示意图

X 线片检查：关节间隙狭窄、软骨下骨板硬化及骨赘形成是诊断髌股关节骨性关节炎的依据，侧位片可显示髌骨上下缘骨赘、髌股关节面不平、软骨板硬化、囊变、粗涩不等（图11-40）。屈膝30°、60°、90°的轴位片，对提供诊断和治疗及鉴别诊断有重要意义。膝关节骨性关节炎，在早期仅有软骨退变时，可能没有异常表现。随着关节软骨变薄，关节间隙可呈不匀称改变，关节边缘可有骨赘形成，胫骨髁间隆起变尖或见关节内游离体，骨质疏松，骨端肥大，软组织肿胀阴影等。但关节间隙狭窄，软骨下骨板硬化和骨赘形成是骨性关节炎的X线基本特征。正常成人X线片上膝关节间隙为4mm，小于3mm为关节间隙狭窄。60岁以上的人正常间隙为3mm，小于2mm为关节间隙狭窄。个别人关节间隙甚至可以消失，出现软骨板硬化，并可见软骨下骨质内有囊性改变。X线片检查将骨性关节炎的严重程度分为五度：1度，关节间隙狭窄（50%关节软骨磨损）；2度，关节间隙消失；3度，轻度骨磨损；4度，中度骨磨损（磨损造成骨丧失0.5～1cm）；5度，严重骨磨损常伴有关节半脱位。

本症可借鉴中医虎眼中缝伤筋治疗。中缝伤筋，疼痛较轻，膝关节伸直，不能屈曲，行走酸软无力，直腿划圈而行。伤筋日久，诸筋挛缩，伤愦僵硬，伤腿直如杠。此症多由骨损伤固定所致。此病的治疗手法中医称为开中缝，应用要轻柔，循序渐进，以免再度损伤，并配合适当功能锻炼。

◆ 理筋手法

1. 点穴开筋法：患者仰卧，点按梁丘、血海、膝眼等穴。医者用拇指推揉髌骨周围及关节间隙，弹拨髌韧带及两侧。

2. 旋髌提髌法（图11-30）。

3. 提腿拉髌法：患者仰卧，医者一手握其踝部，做牵拉动作使膝被动屈伸，同时另一手拇、食指提拉股四头肌肌腱，以牵动提拉髌骨，伸膝时提拉，屈膝时放松（图 11–41）。此法可减轻髌股关节间压力，缓解疼痛。

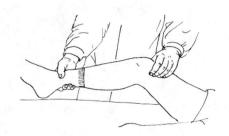

图 11–41　提腱拉髌法

4. 拔伸屈膝法：患者仰卧，屈患膝至最大位，一助手屈肘用前臂放于患膝后上方，医者双手握患足踝部，拔伸屈膝。此法适用于屈膝受限者。

5. 顺势拔伸法：伸膝至最大位，助手双手握住患膝上方，医者双手握其踝部，顺其体位拔伸。此法适用于膝伸直受限者。

6. 虎眼中缝伤筋治疗手法：患者正坐床边，助手固定患肢大腿下端，勿使摇动。医者一手由内侧握小腿下端，另一手虎口握住膝关节，用拇、食二指捏住关节间隙。施术时，与助手同时用力，相对拔直患肢。握小腿下端之手向内、外旋转小腿，握膝之拇、食二指，用力归挤。再将小腿夹在医者两腿之间，与助手相对拔伸。医者双拇指在上，余四指在下，合掌握住膝关节，使膝关节渐渐地尽量屈曲。再将伤腿拔直，用捋顺、揉、捻等手法按摩舒筋（图 11–42）。此法适用于膝关节间隙狭窄、膝关节囊或周围软组织发生粘连，而致关节僵硬，伸屈功能受限者。

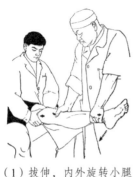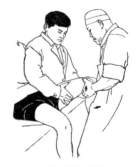

（1）拔伸，内外旋转小腿　　　　（2）屈膝关节

图 11-42　虎眼中缝伤筋治疗手法

7.患者俯卧，医者沿其腘绳肌及腓肠肌施以掌揉法及拿捏法。

十七、膝关节交叉韧带损伤

膝关节交叉韧带又称十字韧带，对膝关节的稳定起着重要的作用。前交叉韧带起于股骨外侧髁内侧，向前下内抵于胫骨髁间隆起的前部，长约 4cm，其作用为防止股骨向后移位及控制胫骨向前滑动。后交叉韧带是膝关节韧带最强大者，起于股骨内髁的外面陷窝内，止于胫骨髁间棘之后方，长约 3.8cm，具有限制胫骨向后移动和防止膝关节过伸的功能。前、后交叉韧带、关节囊及侧副韧带共同限制膝关节侧方及旋转运动（图 11-43）。因交叉韧带属关节内韧带，周围有很多组织保护，故单独损伤比较少见。前交叉韧带损伤远多于后交叉韧带损伤，二者之比为 10:1。因交叉韧带能保持股骨及胫骨的稳定，一旦损伤后，及时治疗是很重要的。

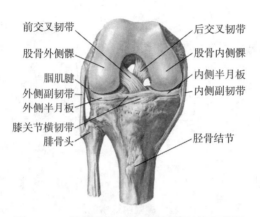

前交叉韧带 ——　　　　　　　　　—— 后交叉韧带
股骨外侧髁 ——　　　　　　　　　—— 股骨内侧髁
腘肌腱 ——　　　　　　　　　—— 内侧半月板
外侧副韧带 ——　　　　　　　　　—— 内侧副韧带
外侧半月板 ——
膝关节横韧带 ——
腓骨头 ——　　　　　　　　　—— 胫骨结节

图 11-43　膝关节交叉韧带及周围组织示意图

前交叉韧带单独损伤较少见，多与膝内侧韧带、半月板同时损伤。多由膝关节过度后伸，强力膝外翻、外旋，或由后向前的暴力所致。其损伤多在股骨髁或胫骨附着处撕裂或撕脱，有时可合并胫骨棘撕脱性骨折，或韧带中部可发生断裂。后交叉韧带损伤，多由来自前方的撞击所致。当膝关节伸直或屈曲时，胫骨上端受到由前向后的暴力，使处于紧张状态的后交叉韧带撕裂。或当足部固定，胫骨上端受到前方的暴力并同时旋转，可造成后交叉韧带断裂合并胫骨向后脱位。其损伤部位可发生在韧带两端附着部，也可合并胫骨后上棘撕脱骨折。

伤后膝关节立即出血、肿胀、疼痛，膝周围肌肉紧张，关节活动受限，被动屈伸活动时疼痛剧烈。单纯交叉韧带损伤，肿胀多限于关节内，若伴有关节囊损伤，关节肿胀迅速，关节内积血及关节周围皮下淤血，关节周径比健侧明显增大。肿胀可蔓延至膝下及小腿，甚至导致足背动脉搏动减弱或消失，或足部出现凹陷性水肿。严重时可合并半月板及侧副韧带损伤或撕脱性骨折。交叉韧带损伤后，若治疗不当或不及时，待肿胀消退后，可致膝周围组织松弛，造成关节不稳，软弱无力，上下楼梯有错落感及肌肉萎缩，预后较差。因此，要明确诊断，早期合理治疗。

体格检查可见抽屉试验阳性。要注意两侧对比，除外因疼痛和肌肉痉挛而出现的假阳性。关节穿刺可抽出血性液体，血内有油珠者为关节内骨折。

膝关节应力位 X 线片显示胫骨前移超过健侧 0.5cm 以上，为前交叉韧带损伤。胫骨后移 5mm 以上，为后交叉韧带撕裂。

X 线片检查可排除撕脱骨折，如有条件可做关节镜和 MRI 检查。

◆ 理筋手法

1.早期合理固定很重要，对单纯交叉韧带撕裂者，伤后早期用"8"字绷带或石膏托固定膝关节于 140°～150°位，固定 6 周左右，使韧带处于松弛状态，以利恢复。

2.膝关节固定解除后，在膝关节伸屈功能受限情况下，可点按膝眼、阴陵泉、阳陵泉等穴，再拿捏股四头肌、腘绳肌及小腿三头肌等处，并松解髌骨周围及内外侧，以舒筋通络。

3.患者仰卧位，屈膝屈髋，助手用双手握住股骨下端，医者双手握住小腿下端，做对抗用力拔伸，在拔伸的同时，患者配合膝关节屈伸活动（图 11-44），反复进行数次。

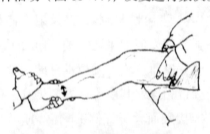

图 11-44　膝关节屈伸受限治疗手法

4.由于术后长期固定而致膝关节功能受限者，可根据病情选用膝部虎眼中缝伤筋手法治疗，以解除粘连，恢复功能。

十八、膝关节半月板损伤

半月板是位于股骨髁与胫骨平台之间的半月形纤维软骨盘。内侧半月板周径较大，呈 C 形，前角附着髁间前区，后角附着于髁间后区。内侧半月板体部与内侧副韧带后部紧密相连。外侧半月板较小而厚，呈"O"形，前角附着于胫骨髁间棘之前，后角附着于髁间隆突之间，外缘不与外侧副韧带相连，外侧半月板中后 1/3 处的外缘有沟槽以容纳腘肌腱经过。内、外侧半月板前缘，有膝横韧带相互连接（图 11-45）。半月板有增加关节稳定，使压力分布均匀，减少关节面摩擦，吸收震荡，散布滑液，保护关节软骨的功能。由于半月板血运较差，损伤后除边缘性部分可获得自愈处，一般很难修复。

半月板在膝伸直时前移，屈曲时后移，膝旋转时，其转动发生于半月板与胫骨平台之间，半月板可一个向前移动，一个向后移动。因而破裂多发生于半月板的下面，膝旋转是造成半月板损伤的主要原因。

内侧半月板损伤多发生于膝半屈位和外展位时，股骨髁突然内旋性动作，将半月板拉入股骨髁与胫骨平台之间，使半月板边缘发生破裂。此时感膝痛而反射性伸膝，可使半月板由移位状态下复位。但如果在持重的压力下，移位的半月板不但不能复位，反而造成半月板本身的破裂。由于内侧半月板与内侧副韧带相连，其厚度比外侧半月板薄，磨损能力不如外侧及关节接触面大于外侧 1.6 倍等原因，内侧半月板易发生损伤。

外侧半月板在膝关节半屈曲位和内收位时，股骨下端骤然外旋伸直，可发生破裂。

半月板撕裂类型有纵形撕裂、横形撕裂、边缘撕裂或撕裂等，其中纵行撕裂、边缘撕裂，多发生交锁，而横行撕裂多位于半月板中央部，不易发生交锁。

伤后出现膝关节疼痛，关节积血、积液（由于肿胀可使两膝眼消失，积血、积液需抽出再进行检查），活动受限及关节交锁现象（交锁症状多发生于膝半屈曲位）。走路时感觉关节不平，较弱无力，有滑落感，尤其在高低不平的道路行走及上下楼梯时最明显。患者常自诉在关节活动时有弹响或有物体滑动的感觉。后期肌萎缩以股四头肌最为明显。若不清除病因，仅进行股四头肌锻炼，萎缩的肌肉很难恢复。

检查者以左手拇指按压关节间隙前缘（膝眼处），右手握踝慢慢伸膝并旋转。此时半月板被股骨髁及胫骨平台的挤压前移，与按压膝眼的左拇指相接触时产生疼痛，为半月板前角损伤。关节间隙侧面有压痛为半月板边缘损伤，关节后部有压痛为半月板后角损伤（图11-46）。

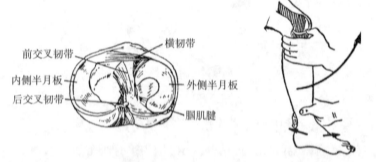

图11-45 半月板结构示意图　　图11-46 半月板压痛点检查法

麦氏征和膝关节旋转挤压试验阳性，可依据疼痛发生的角度，而判断损伤的部位。如膝完全屈曲时出现疼痛或弹响为后角损伤，90°时为中央损伤，接近伸直位时为前角损伤。关节镜检查及 CT、MRI 检查有助于明确诊断。

◆ 理筋手法

1.点穴开筋法：点按患肢血海、膝阳关、膝眼等穴，以活血消肿止痛。半月板损伤位于边缘或前角或后角，具有血液供应区，有可能自行愈合的患者，损伤初期可用手掌或拇指在膝眼沿两侧关节间隙做按揉、分推等手法。

2.对膝关节交锁的患者可行手法解除，患者仰卧，屈膝屈髋 90°，一助手握持股骨下端，医者握持踝部，二人相对牵引，将膝关节内旋或外旋至最大限度（依内侧或外侧半月板损伤情况决定），突然将膝关节伸直。半月板随之获得整复，交锁解除（图 11-47）。整复后膝关节应能完全伸直，并在最后几度伸直的弹性感或稍受限恢复。

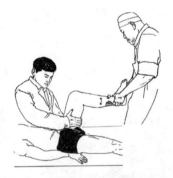

图 11-47　膝关节半月板交锁解除手法

3.术后康复阶段，可选择使用虎眼中缝伤筋治疗手法，以尽早恢复伸屈功能。

4.伤后肿胀严重者，可行膝关节穿刺术，将积血、积液抽出，加压包扎，并进行关节制动。并可结合具有活血化瘀，利湿消肿作用的中药内服、外敷。

十九、腘窝脂肪组织损伤

腘筋膜深层为脂肪组织，屈膝时筋膜松弛，易触及脂肪团块。脂肪组织其特点是形状不定，体积较大，浅表，柔软，与肌腱没有恒定的解剖关系。脂肪组织有保护深层血管、神经，以及有利于膝关节伸屈的作用。本病好发于中老年肥胖患者，女性肥胖者多见，此病一般预后良好。

突然用力屈髋伸膝，可牵拉腘窝脂肪组织造成撕裂损伤。久坐或久蹲使下肢处于短缩位，导致屈肌群及髌下脂肪垫劳损，可使膝关节伸屈功能均受限。因腘窝脂肪较多，腘窝神经血管被脂肪和结缔组织包绕较固定，压强多集中在腘窝横纹处，易发生腘神经和腓总神经在此处受到卡压。

患者多有突然伸膝或久坐、久蹲病史。伤后腘窝疼痛，局部肿胀，伸膝时疼痛加重，屈曲时症状减轻。体格检查可见局部压痛表浅，仔细触摸可摸到肥厚或突起的脂肪组织，有揉面感，或在脂肪组织中触到断裂凹痕，并伴有明显疼痛。大腿后侧屈肌腱紧张痉挛，神经被卡压可出现腘窝疼痛向小腿及足外侧放射。膝关节没有不稳及与交锁症状。

◆ 理筋手法

1. 点穴开筋法：患者俯卧，点按委中、委阳等穴，寻找痛点及阳性反应物，医者用指端沿其纵行方向由浅入深施以弹拨、按揉顺压。

2. 松解膝部粘连法：患者俯卧，双手抓住床头，或用一助手固定患者两腋部，医者握患侧踝部拔伸、摆动并旋转小腿。或嘱一助手按压大腿，医者将小腿抬成直角，并逐步用力提起并旋转，逐渐屈曲膝部至最大角度（图 11-48）。以患者能忍受为度。

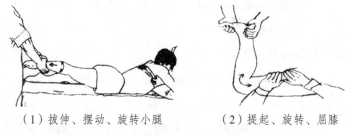

（1）拔伸、摆动、旋转小腿　　　（2）提起、旋转、屈膝

图 11-48　松解膝部粘连法

3.再沿大腿后侧、腘窝至小腿后侧肌肉施以掌揉法和拿捏法。

二十、腘窝囊肿

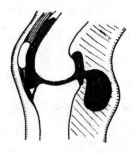

图 11-49　腘窝囊肿

腘窝囊肿又称白克（BaKer）氏囊肿。因囊肿位于腘窝后部偏内侧，经常与膝后关节囊相通，多与关节内疾病有关（图 11-49）。

腘窝囊肿可分为原发性和继发性两种，原发性多见于儿童，常为双侧，起源于关节腔而关节本身是正常的。由于某些儿童的滑囊有膨胀的先天因素所致，切除后有复发倾向，其发病原因尚不清楚。继发性多见于成年人，常继发于类风湿性关节炎，骨关节病等关节疾病，特别是与半月板后角病变有关系。一旦膝内压增高，关节液增多，滑液被挤入腘窝内的滑囊疝出；或由于膝后侧关节囊在腘斜韧带上下方被挤疝出而致。

伤后自感腘窝区逐渐发生肿胀，疼痛较轻，紧张膨胀感明显。有时可感到膝关节软弱无力，囊肿较大时可妨碍膝关节伸屈活动。偶尔囊肿可压迫阻碍静脉回流，引起小腿水肿。体格检查发现，膝关节在最大限度伸直位肿胀最明显，张力增高而变硬；屈曲时缩小或不见，张力降低而变软。在膝屈曲位，用手挤压囊肿或在持续压迫下，可将囊内液体挤入关节囊内，肿胀消失。放手使膝部伸直囊肿再现，证明囊肿与关节腔相通。触诊早期无压痛，有波动感，与皮肤不粘连，表面光滑。囊肿的真实体积常比扪诊估计的体积更大。穿刺可抽出黏稠的液体。

X线片检查，可看到在腘窝有一个球形的软组织阴影。膝关节造影可显示腘窝囊肿与关节腔相通。

◆ 理筋手法

挤压法：将患者膝关节置于伸直位，使囊肿突起固定。医者用拇指用力将囊肿推挤到一侧，最好压在骨壁上，将其囊壁挤破。使囊内黏液流于皮下或组织中，囊肿消失。再加压揉挤，使黏液流净，囊壁闭锁（图 11-50）。然后在局部加以棉球压迫包扎，以防复发。

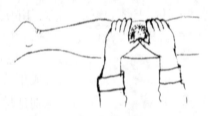

图 11-50 挤压法

二十一、滑囊炎

（一）鹅掌滑囊炎

　　鹅掌滑囊位于缝匠肌、股薄肌及半腱肌肌腱止于胫骨结节内侧深面与胫侧副韧带之间，约在膝关节内侧间隙下 8cm 处（图 11-51）。其作用是当膝关节运动时，可减少肌腱与胫侧副韧带摩擦。因其滑囊较大而恒定，临床发病机会较多。直接打击或膝关节反复屈伸或扭转，使滑囊遭受损伤或摩擦劳损，引起滑囊炎症反应；肌肉反复牵拉，也可使肌腱附着处形成末端病，二者均属无菌性炎症。

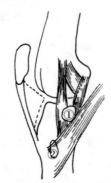

①内侧副韧带下滑囊；②鹅掌下滑囊

图 11-51　膝内侧滑囊示意图

　　膝内侧胫骨结节肌腱止点处疼痛、肿胀，用力屈膝疼痛加重，严重时可有跛行。体格检查局部压痛，有时可触及一圆形肿物，有滑动及波动感，被动使膝关节伸直、外展、外旋时疼痛加重。

◆ 理筋手法

　　患者侧卧，患肢在下，呈半屈膝位，点按血海、内膝眼、阴陵泉等穴。医者用拇指在痛点及阳性反应物处，施以弹拨及捻揉法，并沿其肌腱走行方向施以顺压法，再沿缝匠肌、股薄肌及半腱肌腱下端施以拿捏和掌揉法。

（二）髌前滑囊炎

膝关节是人体滑囊最多的关节。髌前滑囊位于髌骨前面和皮肤之间，其作用为允许膝前的皮肤自由活动（图11-52）。一般认为本病多发于长期跪着工作者，故有"矿工膝"或"侍女膝"之称。

膝前区受到外伤挤压或慢性摩擦劳损，可导致髌前滑囊炎；长期在潮湿环境中工作也是诱发因素之一。急性损伤关节内可出现积血或积液，髌前滑囊炎肿胀范围有时可超过髌骨界限。慢性损伤可出现髌前滑囊充血或积液，滑囊壁肥厚，滑膜萎缩，纤维沉着，有时可摸到增厚的不规则颗粒性物。

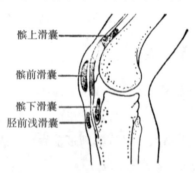

髌上滑囊
髌前滑囊
髌下滑囊
胫前浅滑囊

图11-52　髌前滑囊示意图

伤后髌前疼痛，屈膝加重。在髌前中央区呈半球状隆起，按之局部有波动及压痛，肿块体积大小不变，较固定。有时可触及滑囊内由纤维沉积形成的游离体及肥厚的囊壁，用指刮则剧痛，而且粗糙不平，在膝屈伸时可听到摩擦音。多为单侧发病，也可见于双侧。因髌前滑囊与关节腔不通，在直腿抬高时包块大小和硬度不发生改变，则表示包块位于关节外，为髌前滑囊炎，反之为关节内渗出。外伤性滑囊炎穿刺为淡红色液体，慢性滑囊炎为淡黄色液体。

◆ 理筋手法

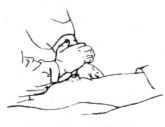

图 11-53 分刮推挤法

分刮推挤法：患者仰卧，屈髋屈膝，医者一手扶患膝，一手握踝部，按顺时针方向摇晃数次。医者用一手拇指屈曲指关节，放于髌前滑囊处，另一手掌按于屈拇之上，用臂力推动拇指于髌骨边缘垂直方向稳力分刮数次。医者再用双手拇指重叠，沿髌前滑囊上方向前下方用力推揉挤按（图 11-53）。最后用手掌按揉膝前部，以局部微热为宜。

（三）髌下滑囊炎

髌下滑囊分为髌下浅滑囊和髌下深滑囊，位于髌韧带和皮肤之间的为髌下浅滑囊，又称髌下皮下囊；在胫骨上端与髌韧带之间的为髌下深滑囊，又称髌韧带下囊。深囊是恒存的固有滑囊，浅囊有时可以不存在。

当膝关节半屈曲位时，滑囊所承受压力最大。反复跳跃或在跪位时，胫骨结节及髌韧带与地面撞击摩擦可导致本病，主要表现为半蹲位时疼痛。髌韧带处压痛，当膝伸直、髌韧带松弛时压痛更为明显。有时肿胀可延至髌韧带两侧，按之有囊性波动感，上下不移动。

理筋手法同髌前滑囊炎，施术重点在髌下滑囊。

二十二、腓肠肌损伤

腓肠肌为小腿后侧之肌肉，起于股骨两髁的后面，下行与比目鱼肌会合组成跟腱，抵止于跟骨结节处。腓肠肌强大而有力，在人体站立运动中，起着重要的作用，其主要功能是使足背伸，以完成跳跃动作。本病在损伤后多采用保守治疗。

直接外力作用或慢性劳损，使小腿肌肉过度收缩或拉长，超过腓肠肌负荷而导致损伤。伤后局部可发生撕裂、淤血，继而产生无菌性炎症、粘连和变性。伤势轻者，多为腓肠肌遭到牵拉而损伤；重者可引起腓肠肌部分或全部断裂。损伤部位常发生在肌肉与腱联合部，腓肠肌股骨内、外侧髁附着部以及跟腱附着部等处（图 11-54）。

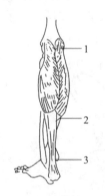

1. 腓肠肌股骨内、外侧髁附着部
2. 肌肉与腱联合部
3. 跟腱附着部

图 11-54　腓肠肌损伤部位示意图

急性损伤数小时后局部出现肿胀，疼痛，可有广泛性皮下出血。走路以足尖着地，不敢用全足负重，严重者可丧失走路的功能。部分断裂者可触及断裂处的间隙，此种损伤多发生于肌腱联合处。慢性劳损多发生于股骨髁腓肠肌附着处或跟腱部。

膝部可感持续性酸胀或麻木，不能久站远走，蹲起困难，尤以上下台阶及下坡时疼痛加重。腓肠肌内外侧头起点处压痛敏感，部分患者可伴有腓肠肌痉挛。病久者可有肌肉萎缩。因股骨内髁宽大，低下且向后突起，内侧头附着处前方有一滑囊与膝关节囊相通，其腓肠肌附着处损伤以内侧头多见，损伤后可牵拉滑囊和膝关节囊，而引起膝关节疼痛。

◆ 理筋手法

1. 点穴开筋法：患者俯卧，按揉委中、阳陵泉、承山等穴。医者在痛点或腓肠肌起点附着处，用拇指沿肌纤维垂直方向弹拨数次，再沿肌纤维走行方向施以按揉捋顺数次。

2. 双手拿捏法：患者仰卧，医者将患侧足踝部夹于腋下，两手环抱膝关节，拇指在前，其他四指在后。两手同时沿腓肠肌内外髁附着处由上而下至肌腹部施以拿捏按揉，双手拇指沿胫骨两侧配合向下滑行，反复进行数次（图 11-55）。

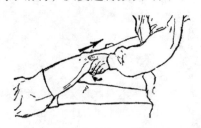

图 11-55　双手拿捏法

3. 再沿腓肠肌至跟腱往返施用掌揉法，并拿捏小腿肌肉往返数次，以舒筋通络，解痉止痛。

二十三、腓骨长短肌腱滑脱症

腓骨长肌起于腓骨小头及腓骨中上 2/3 的外侧面，止于第一楔骨和第一跖骨跖面基底部。腓骨短肌起于腓骨中下 2/3 外侧部，止于第五跖骨粗隆。腓骨长短肌主要功能是使足外翻和跖屈（图 11-56）。

由于腓骨长短肌腱走行于外踝后管沟中，当足踝过度内翻或背伸外翻时，受到足踝部强力牵拉或扭转外力，轻者可使肌腱发生损伤，成为创伤性腱鞘炎。重者可使固定于腓骨长短肌的支持带发生破裂，腓骨长短肌腱则由外踝后下方滑向外踝的前方。此外，先天性的外踝发育不全、骨性纤维管沟管变浅、支持带松弛或缺失等，也是腓骨肌腱紧张时易发生向前滑脱的因素。上支持带损伤后未能修复或外踝撕脱骨折未能愈合，可形成习惯性腓骨长短肌腱滑脱。

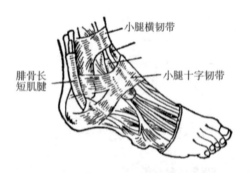

图 11-56　腓骨长短肌腱及支持带示意图

早期诊断是治疗腓骨长短肌腱滑脱的关键。伤后主要表现为外踝后方肿胀、疼痛、皮下淤血，呈现跛行。踝部有不稳或摩擦感，外踝后缘和后沟部位有明显压痛。足部主动外翻或抗阻力外翻时，局部疼痛加重，并可见条索状肌腱向外踝前方滑移，可伴有弹响，但功能障碍不显著。若将足跖屈或将条索状肌腱向后推挤，滑移肌腱可退回至外踝后沟内。

X 线片检查无异常发现，若伴有外踝撕脱性骨折时，在外踝后缘可见到一小骨片。

◆ 理筋手法

腓骨长短肌腱滑脱复位方法：患者坐于治疗床上，伸直下肢，医者一手握住患者足趾部，先使踝关节跖屈内翻，同时另一手拇指自外踝上将腓骨肌腱推至外踝后方，使其复位。再用按压肌腱之手沿肌腱走行方向顺推数次（图 11-57），以使肌腱回复其位。然后将踝关节背伸至中立位，用小毯垫压住外踝后方并用胶布贴紧，固定 4～6 周。

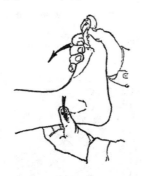

图 11-57　腓骨长短肌腱滑脱复位手法

二十四、踝管综合征

踝管又称跗管，位于踝关节内侧，前口较窄，是一个缺乏弹性的骨纤维管，宽度为 2～2.5cm。管的顶部为附着于内踝和跟骨内侧的分裂韧带，底部为距骨和跟骨的内侧面和关节囊。管内有胫后肌腱、趾长屈肌腱、拇长屈肌腱、胫后动静脉和胫后神经通过，血管和神经位于趾长屈肌腱和拇长屈肌腱之间（图 11-58）。胫后神经在分裂韧带下发出 1～2 个跟支，支配足内侧皮肤。出跗管时分出支配足底和内侧的终末支（跖内、外侧神经，前者为感觉支，后者为运动支），跖内侧支支配拇外展肌、5个屈趾短肌、第一蚓状肌、屈拇屈趾内侧3个半脚趾的感觉。跖外侧支经过足跖面，支配跖方肌、外展小趾肌和外侧一个半足趾的感觉（图11-58）。当胫后神经或血管在经过胫骨内踝后下方的跗管时，受压而引起的症候群，称踝管综合征或跗管综合征。

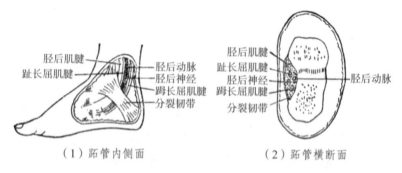

图 11-58 踝部跗管示意图

踝部反复扭伤或局部外伤，骨折畸形愈合，跗管内跟骨骨刺，腱鞘囊肿、分裂韧带退变、增厚及肌腱的压迫，如腱鞘水肿、鞘壁增厚等，均可造成管内压力增高，造成跗管相对狭窄，产生胫后神经和血管受压症状。胫后神经受压后，可产生运动、感觉和营养的一系列改变，胫后神经局部缺血和跗管狭窄后受到压迫，可互为因果，形成恶性循环。另外，因分裂韧带的深面有几条纤维隔连在跟骨骨膜上，跗管内的血管神经束又附着在纤维隔上，它的活动度又不大，因而在此处易发生神经血管压迫征象。

胫后神经受压后，其病理变化为跗管内压力升高，首先影响胫后神经上的小动脉或小静脉，导致毛细血管缺血，血流减少，神经缺氧，产生水肿。早期神经近端可出现肿胀，远端出现色泽苍白。若压迫继续存在，可发展为神经变性。

伤后主要表现为胫后神经的受压症状，早期常因行走、站立过久或劳累后有内踝后部不适感，患足易疲劳，局部疼痛麻木，休息后症状可改善。上述症状可反复出现，发作时间逐渐延长，疲劳感加重，跟骨内侧和足底有麻木感或蚁行感。严重者可出现胫后神经支配区局部皮肤干燥、发凉、汗毛脱落及足部肌肉萎缩。体格检查内踝后下方有压痛或足部针刺感加剧，足背伸或外翻时症状加重。

◆ 理筋手法

1. 点穴开筋法：患者仰卧，患肢外旋，点按阴陵泉、三阴交、太溪、照海、然谷等穴，以通经活络，降低踝管内压力。再用拇指沿分裂韧带垂直方向或痛处反应物施以较重弹拨法，往返数遍。然后自小腿后内侧，由上而下至踝部，施以拿捏或按揉数遍。

2. 拔伸顿挫法：患者仰卧，医者一手握住跟骨，拇指放于距跟关节内侧，另一手握前足部，由里向外环转摇晃 6 ～ 7 次，在进行踝管拔伸屈伸动作数次后，拿跟骨之手突然向后下方顿挫一次，以增大踝管间隙。

3. 外翻背伸推顺法：医者一手拿足跟部，将拇指置于内踝后下方，另一手拿足趾，将踝关节摇晃拔伸后，再使其外翻背伸的同时，拇指自踝管远端至近端推顺数次（图 11-59）。

4. 最后医者用拇指或小鱼际沿踝管肌腱走行方向，由上而下施用擦

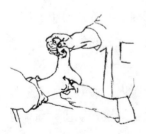

图 11-59　外翻背伸推顺法

法，以局部微热为宜。

二十五、踝关节扭伤

踝关节是由胫骨下端、腓骨下端和距骨滑车组成的屈戍关节，可做背伸和跖屈运动，约有 70°活动范围。踝关节的关节囊前后松弛，内、外侧副韧带比较坚强。内侧副韧带为三角韧带，分深、浅两层，起自内踝，呈扁形向下到舟骨、距骨和跟骨内侧。外侧副韧带较内侧薄弱，分为三束，即跟腓韧带（中束）及距腓前（前束）、后（后束）韧带（图 11-60）。踝关节扭伤以外踝损伤最为常见，外侧副韧带损伤以距腓前韧带最易损伤。严重者，跟腓韧带亦可损伤，而距腓后韧带损伤较为少见。

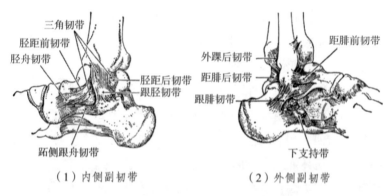

（1）内侧副韧带　　　　　（2）外侧副韧带

图 11-60　踝关节侧副韧带示意图

当踝关节背伸时，腓骨外旋上升并向后活动，踝穴增宽 1.5～2mm，使较宽的距骨体前部进入踝穴，同时下胫腓联合韧带紧张，踝关节相对稳定，此时多发生骨折。在踝关节跖屈位时，距骨体宽部滑出踝穴，其较窄部分进入踝穴，腓骨内旋下降并向前移动，下胫腓联合韧带松弛，此时踝关节相对不稳定。又因外踝长，靠后，且低于内踝 0.5cm，踝关节内翻活动度大，外踝韧带较内侧薄弱，及使足外翻背伸的第三腓骨肌远不如使足内翻背伸的胫前肌力量大等原因，踝关节扭伤多发生在踝跖屈内翻位。因踝关节主要功能是足背伸、跖屈和负重，在治疗时即要保持其负重稳定性，又要恢复其正常功能。

踝关节扭伤多处于踝关节跖屈位时，因过度内翻或外翻，使踝外侧或内侧韧带受到强大的张力作用所致。伤后踝部出现明显肿胀、疼痛及淤斑，不敢用力负重行走。内、外踝前下方均有压痛。外踝扭伤，则外踝压痛，踝内翻时疼痛，外侧关节囊及距腓前韧带损伤时，肿胀主要在关节外侧和外踝前下方。内踝扭伤时，踝内侧压痛，踝外翻时疼痛加重。损伤轻者可发生韧带挩伤或部分断裂，重者可发生韧带完全断裂或伴有内、外踝撕脱性骨折，或并发踝部骨折、脱位。

X 线片检查，可排除踝部骨折与脱位。陈旧性踝关节外侧副韧带扭伤，可引起习惯性崴脚。

中医称此症为内外踝缝伤筋。内外踝缝，即胫腓骨之下头与距骨交接处（内踝骨离地 3 寸，外踝骨离地 2 寸，两侧有包骨筋左右四道）。走路不慎或蹬空，常造成内外缝伤筋，足向内翻，则伤外踝缝。足向外翻，则伤内踝缝。遇有此症，内或外踝肿胀、疼痛、步履难行。伤内踝缝者，足向外歪斜；伤外踝缝者，足向内歪斜。拇指寻按所伤缝处压痛明显，其缝显宽。日久可摸到暗硬骨向外努出。

◆ 理筋手法

1. 点穴开筋法：患者仰卧，医者点按拨动足三里、三阴交、太溪、昆仑、解溪、丘墟等穴，使其产生得气感。在踝关节周围找到痛处或筋结等阳性反应物，医者用拇指沿其韧带垂直方向施以轻柔弹拨，再沿其走行方向施以顺压，并同时配合踝关节伸屈活动，反复进行数次。

2.摇拔推按提拉法：患者仰卧，医者以右手紧握患者足趾并向上牵引，先外翻以扩大踝关节内侧间隙，同时以左手食指压入间隙内，然后仍在牵引下内翻足部，扩大踝关节外侧间隙，以拇指压入关节间隙内，使拇、食指夹持住踝关节，右手在牵引下将患足左右轻轻摇晃，内翻、外翻1～2次。然后背伸、跖屈，同时夹持踝关节的拇、食指下推上提两踝，背伸时下推，跖屈时上提（图11-61）。

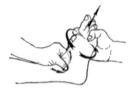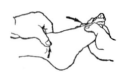

（1）在拔伸下，拇食指　　（2）拇食指向后下方　　（3）足跖屈，向前上提拉
　　分别压入关节间隙　　　　推按，将患足背伸

图 11-61　摇拔推按提拉法

3.外踝缝伤筋理筋手法：患者侧卧，患肢在上。助手握住患侧小腿远端固定，勿使摇动。医者两虎口相对，双手拇指按住外踝缝，余四指拿住患足，将足环转摇晃6～7次。与助手相对拔伸，并将足内翻。再将患足外翻，双手拇指向下戳按（图11-62）。再用揉捻法，按摩舒筋。

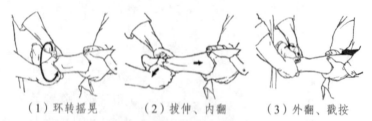

（1）环转摇晃　　　　（2）拔伸、内翻　　　　（3）外翻、戳按

图 11-62　外踝缝伤筋理筋手法

4.内踝缝伤筋理筋手法：患者侧卧，患肢在下。助手用双手握住患侧小腿下端固定，勿使摇动。医者两虎口相对，双手拇指按在内踝缝，余四指拿住患足，将足环转摇晃 6～7 次。与助手相对拔伸，并将足外翻。再将患足内翻，双手拇指向下戳按（图 11-63）。再用揉捻法，按摩舒筋。

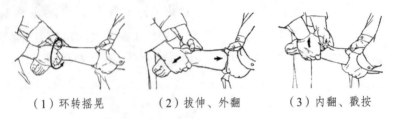

（1）环转摇晃　　　　（2）拔伸、外翻　　　　（3）内翻、戳按

图 11-63　内踝缝伤筋理筋手法

二十六、胫腓远侧关节错缝

胫腓远侧关节是由胫骨的腓骨切迹与腓骨的关节面构成，有坚强而富有弹性的骨间韧带，胫腓下前、后联合韧带与胫腓横韧带紧密相连，属韧带联合关节，有微小的活动范围（图 11-64）。在腓骨关节面围绕胫骨的腓骨切迹做内旋或外旋活动过程中，发生超过正常位置的微小错移，导致胫腓远侧关节错缝的发生。

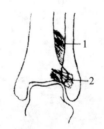

1. 骨间膜；2.胫腓联合韧带

图 11-64　胫腓远侧关节示意图

当踝关节背伸时，腓骨远端后移上升，并向外旋转，使胫腓间隙增宽 1.5～2mm。踝关节跖屈时，腓骨则内旋下降和前移。在腓骨移动过程中，发生较大暴力损伤，超出正常生理活动范围，使腓骨关节面错移到胫骨腓骨切迹的后方或前方，发生胫腓远侧微小错缝。由于单独胫腓远侧关节错移发病率不高，多与双踝骨折、距骨脱位和踝关节扭伤同时发生。因此在上述损伤治愈后，仍遗留踝部疼痛时，要排除错移的存在。当暴力损伤严重，可使胫腓远侧关节韧带松弛或断裂，导致胫腓骨远端关节完全分离，造成复位后保持困难。久之由于踝穴变宽，可发生踝关节创伤性关节炎。

踝部有过度背屈或跖屈外伤史，踝部疼痛不适，踝关节屈伸受限并压痛，重复受伤动作疼痛剧烈。外旋错移者背伸受限，压痛在踝关节前方。内旋错移者跖屈受限，压痛在外踝后方。压痛点附近有时可触及筋结、筋索等软组织改变。仔细对比，可觉患侧外踝略向外方或前内方移位。

X 线片检查可无异常或有踝部骨折或脱位。

本症亦属于中医跖骨离位伤筋范畴。

◆ 理筋手法

1. 医者在患处远端胫腓骨间及踝关节周围寻找阳性反应物或痛点，给以弹拨或按揉法治疗。再拿捏腓肠肌及跟腱，以使其周围组织放松。

2. 胫腓远侧关节错移复位手法：患者仰卧，一助手双手固定小腿中部，另一助手拿住足趾部和足跟部，沿患肢纵轴向远侧牵拉，医者两手分别握住患者内踝和外踝，同时做踝部背屈、跖屈活动。腓骨远端发生内旋错移者，在患踝关节背伸时固定内踝，推外踝向后。腓骨远端外旋错移者，在患踝关节跖屈时固定内踝，拉外踝向前（图 11-65）。若感觉手下移动，表示复位成功。

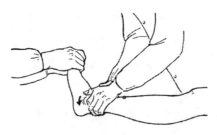

图 11-65　胫腓远侧关节错移复位手法

二十七、胫距关节错缝

踝关节是一个负重关节，主要功能是背伸和跖屈。在跖屈时有轻度的旋转、内收、外展及侧方运动。从 X 线片上看，正位片显示胫骨关节面凹陷，而距骨关节面凸起，后唇较长，以防止胫骨向前滑脱（图 11-66）。当其胫距关节因外力作用发生微小错移和滑膜嵌入关节间隙，且不能自行复位，引起疼痛和功能障碍，称胫距关节错缝。

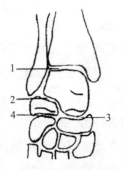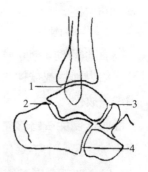

1.胫距关节；2.跟距关节；3.距舟关节；4.跟骰关节

图 11-66　踝部周围小关节正、侧位示意图

因距骨前宽后窄，在踝关节跖屈位时，距骨前方伸出关节外面，此时关节处于不稳定状态，踝关节的关节囊前后较薄，较松弛，当踝关节过度背伸或跖屈内翻时，距骨可随之向内翻转，其上面与胫骨下关节面内侧之间的距离变小，而与胫骨下关节面外侧之间的距离增宽，造成距骨向内翻转微小错移。当关节复归正常位置时，不能自行回位，或将松弛的滑膜挤入关节间隙中，而引起疼痛和关节功能障碍。

伤后踝关节肿胀、疼痛，外踝尖下正常弧形凹陷因肿胀而消失，踝关节屈伸功能受限。站立和行走时，以足外侧负重着地，足底不能放平。检查时可见外踝下方压痛，仔细对比，可觉外踝下方突起，内踝下方略凹陷，足跟略内翻，跟腱偏向外侧。胫距关节错缝，其特点是主、被动屈伸踝关节，关节内有摩擦音；被动内翻时外踝痛，外翻时只感关节内有阻力，仍为外踝痛。

本症属于中医跂骨离位伤筋范畴。跂骨（距骨）与胫腓骨下端内外踝交接构成踝髋，为站立行走之主骨。其前方正中为跂骨，外前方为跂骨外头，内前方为跂骨内头。遇有跌打、蹉、崴足面着地，或由高处坠落扭挫，可伤跂骨。此骨一伤，伤后踝部肿痛，步履困难，行走时只能足跟着地，踝髋前方按之痛甚，踝屈伸活动不利。遇有跂骨内、外头离位伤筋时，患处微觉疼痛，局部不肿或微肿，步态跛行，跂骨内头或外头按之痛甚。

踝关节 X 线片检查：胫骨与距骨关节面两侧间隙不等，外侧间隙略宽于内侧 1～2mm，则表示距骨有内旋移位。

◆ 理筋手法

1.屈伸复位法：患者仰卧，一助手固定患侧踝上，医者一手握患侧足跗部，另一手握足跟，先做拔伸，待关节放松时，背屈踝关节，范围由小到大，直至将踝关节屈伸至最大限度（图 11-67）。此法适用于滑膜嵌入关节间隙中，踝关节背伸功能受限者。

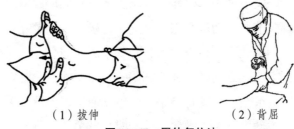

（1）拔伸　　　　　　　　　（2）背屈

图 11-67　屈伸复位法

2.跖骨离位伤筋复位手法：患者正坐，伤足伸出。助手坐在伤侧，双手握住小腿下端，固定勿使摇动。医者双手拇指按住足背，双手食指在足两侧，余 3 指在足底，拿住伤足。将足踝环转摇晃 6～7 次，然后使足跖屈、内翻，与助手相对拔伸。再将足背屈、外翻，同时双手拇指向下戳按，其髂作声，此骨愈合（图 11-68）。再用舒筋法向上捋之，使筋复其本位。

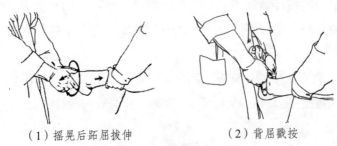

（1）摇晃后跖屈拔伸　　　　（2）背屈戳按

图 11-68　跖骨离位伤筋复位手法

3. 内外翻复位法：患者侧卧，患肢在上，一助手双手握住患肢小腿下端。医者一手握足跟，一手握踝前部，两手拇指叠按于患踝外侧下方高凸伤处，沿小腿纵轴向远端拔伸，环转摇晃 6～7 次，在维持拔伸作用下将足跖屈内翻至极度，再突然将患足外翻、背伸，同时两拇指用力下压戳按。若觉关节内有骨移动并伴有响声，表示错移已回位（图 11-69）。此法适用于跗骨（距骨）向内翻转错移，踝关节内外翻功能受限者。

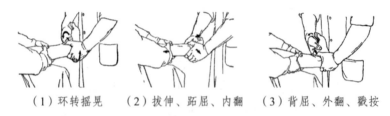

（1）环转摇晃　　（2）拔伸、跖屈、内翻　　（3）背屈、外翻、戳按

图 11-69　内外翻复位法

二十八、跟距关节错缝

跟距关节由距骨远端与跟骨近端构成。其关节接触有三个关节面，一为后关节，即跟骨上方中部与距骨体相交的关节；二为中关节，即跟骨内侧载距突与距骨头下方相交的关节；三为前关节，即跟骨前侧上方与距骨头下方相交的关节。这三个关节的接触面虽有微小的凹凸吻合面，但不在同一平面，故不稳定，全依赖于跟腓韧带、跟距间韧带及跟距外侧韧带以维持稳定。

当行走不慎、跑跳失稳等外力，造成跟骨过度内翻或外翻时，使跟距关节三个关节面发生交锁、嵌顿或扭转而超越其正常活动范围，导致跟距关节发生错移，出现局部疼痛和功能障碍。损伤一般多伴有软组织的损伤，可出现局部组织肿胀。

患足有过度内翻或外翻的损伤史，伤后足跟不敢着地负重，足踝部可有轻度肿胀。外踝下方和内踝下方有明显压痛，其位置较距骨错移位置更低。其特点是外踝下凹陷，主动被动内翻或外翻足部时，跟距关节内可闻及摩擦音，并伴有疼痛，而在背伸和跖屈时摩擦音不明显。足跟叩击试验阳性。

X 线片检查：跟骨轴位片有时可显示跟距关节间隙不等宽，若外侧间隙宽于内侧，则为跟骨内翻错移；若内侧宽于外侧，则为跟骨外翻错移。

◆ 理筋手法

1.跟骨内移复位手法：患者侧卧床上，患肢在上，一助手用双手固定踝上。医者一手握前足，一手握足跟做环转摇晃，然后拔伸。如跟骨向内翻错移者，在维持拔伸的作用下，尽量将足内翻，再将足外翻，同时医者用双手拇指由外向内推压距骨，余指由内向外提拉跟骨，即可复位（图 11–70）。跟骨外翻错移者复位手法与此相反。

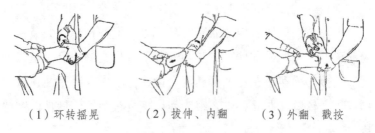

（1）环转摇晃　　　（2）拔伸、内翻　　　（3）外翻、戳按

图 11–70　跟骨内移复位手法

2.拔伸顿挫法：患者仰卧，医者一手握前足，一手握足跟，进行缓缓拔伸并配合患足屈伸数次后，突然顿挫一下，以解除关节嵌顿。

二十九、距舟关节错缝

足舟骨前部略凸，后部略凹，介于距骨头与三块楔骨之间，其前面分别与三个楔骨组成楔舟关节；其后面有卵圆形凹陷关节面与距骨头关节面形成距舟关节。其稳定性由距舟关节间韧带、拇展肌腱来维持。距舟关节在跗横关节运动中，有屈伸、收展和旋转活动。

当遭受高处坠下、下楼失足、跑跳、滑冰等外力作用，使前足强力跖屈、内旋外翻时，足舟骨可向距骨的背侧错移；当前足过度外旋、外翻时，足舟骨可向距骨内侧错移。当前足极度背屈时再遭受外伤，足舟骨可向距骨的跖侧错移，如果暴力过大，可造成足舟骨脱位，足舟骨错移可伴有周围软组织损伤，出现局部出血肿胀。

伤后局部可有轻度肿胀，足舟骨的内侧、背侧或跖侧均有疼痛，并有压痛。足部活动时，足舟骨关节内可有摩擦声，并向错移方向一侧活动轻度受限，仔细两侧对比，可摸出足舟骨微小错移，有时可发现舟骨结节处较健侧突起。被动外翻、外旋时，疼痛可明显加重。患者足前部内侧不敢负重，多以足外侧缘着地行走。

X 线片检查多无异常，可排除舟骨结节骨骺炎，足舟骨骨折、脱位及距舟关节创伤性关节炎。双足 X 线片比较有时可观察到距舟关节间隙发生改变。

中医称本症为三毛骨（足舟骨）离位伤筋。三毛骨位于足面里侧，聚毛骨（第一楔状骨）在三毛骨前方，两骨以一缝相隔。如有戳伤趾掌着地，三毛骨离位，必要垂下，足心显平。若戳伤足尖，大指向外扭之，致三毛骨离位，必有凸起。三毛骨伤后，只能慢走，行走时微觉疼痛。若要重伤，日久不治，可因三毛骨垂下转为平足。三毛骨凸起或垂下，按之觉痛，随手而起，即为此症。

◆ 理筋手法

1. 足舟骨向内错移理筋手法：患者侧卧，患足在下，助手双手握住患肢小腿下端固定不动。医者一手虎口扣住足跟，拇指按在患处，另一手拇指在足底，余四指在足背，拿住足跗部，环转摇晃6～7次。再向足趾方向拔伸，用双手大鱼际用力下压，双手食指用力上托，使关节分离，将足置于外展位，拿足跗之手拇指改按足舟骨，迅速尽量使足内翻的同时，医者之拇指顺势向下进行戳按（图11-71）。此法适用于足舟骨向内错移者。

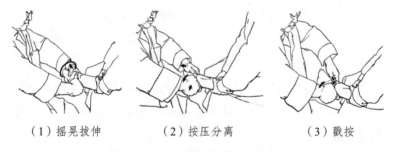

（1）摇晃拔伸　　　（2）按压分离　　　（3）戳按

图11-71　足舟骨向内错移复位手法

2. 足舟骨向背侧错移者，复位手法与内移相同，由跖屈位牵拉后再将患足快速背屈的同时，医者之拇指顺势由足舟骨背侧向跖侧按压。

3. 足舟骨跖侧移位者，与上述复位原理相同，在沿前足向背屈方向牵拉后，迅速将足跖屈，同时医者拇指由足舟骨跖侧向背侧推压。

三十、跟骰关节错缝

骰骨位于足横弓的外侧，足外弓的顶端，是前足外侧重力传导的枢纽。骰骨近端与跟骨远端构成跟骰关节；骰骨内侧与第三楔骨构成楔骰关节，其远端与第四和第五跖骨底构成跖跗关节的外侧部。跟骰关节较为松弛，内翻位时活动度较大，易受到损伤。

当前足遭受高处坠下、跑跳、打球及蹬空等外力，使足前部外侧内翻、内旋着地，地面反冲力与自身重力集中于跟骰关节部位，可将跟骰关节背侧韧带撕裂，导致关节不稳，骰骨可略离开跟骨和第三楔骨，多向背侧发生错移。

伤后骰骨外侧、背侧或跖侧均有疼痛和压痛，肿胀在外踝前下方，肿胀局限，界限清楚，形如半个乒乓球扣在上面，按之张力较大。足前段不敢负重，被动做足内翻、内旋动作时，可引起跟骰关节疼痛。仔细触摸两侧对比，可觉骰骨轻度隆起或错移。

中医称本病为跞踵骨离位伤筋。跞骨（骰骨）、踵骨（第三楔状骨）位于足面外侧，若遇足掌骨外侧着地跌伤，可致跞踵骨离位伤筋。伤后当即高起，只能跷脚站立，疼痛难忍不息，前足向内歪斜，步履难行。按之痛甚，跞踵骨向上高起，骨缝显宽。一手将患足掌托平，另一手大指轻轻寻按，此骨移动，即为此症。

◆ 理筋手法

跟骰关节错移复位手法：患者正坐，患肢伸出床外。一助手固定患肢踝上，医者一手拿住患足前部，另一手拿住足跗部，拇指按在骰骨外上方，用力相对拔伸，并做前足强力跖屈内翻，再将前足外翻的同时，双手拇指用力向下戳按即可复位（图11-72）。

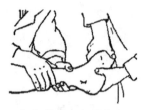 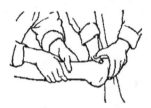

（1）拔伸、跖屈内翻　　　　　　（2）外翻、戳按

图 11-72　跟骰关节错移复位手法

三十一、跗跖关节错缝

跗跖关节是指跗骨（楔骨和骰骨）与跖骨之间的关节，关节周围有许多韧带连接（图 11-73）。跗跖关节为平面关节，关节较为松弛，可有轻微之滑动和屈伸运动，内外侧跗跖关节还有轻微的内收、外展运动。由于解部位置的关系，足的内翻活动度较大，因而外侧跗跖关节损伤比较常见。

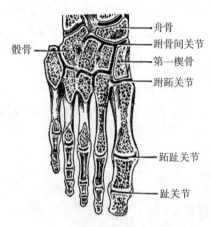

舟骨
骰骨
跗骨间关节
第一楔骨
跗跖关节

跖趾关节

趾关节

图 11-73　跗跖关节解剖示意图

多由高处坠下、行走、跑跳或走路不慎，道路不平，造成足的内翻内收或外翻外展位损伤，致使跗跖关节韧带撕裂，关节失去稳定性，以至部分或全部跗跖关节错移及半脱位，损伤常发于骰骨与第4、5跖骨关节，以足内翻和跖屈位为多见。

伤后局部疼痛、肿胀明显，皮下淤血，以足跟着地行走伴有跛行。足位于内收、内翻位损伤时，骰骨与第4、5跖骨关节部位疼痛明显，由于腓骨短肌的牵拉，常伴有第5跖骨基底部撕脱骨折。足外翻、外展位损伤时，第一楔骨与第一跖骨关节部位疼痛明显。有关节错移者，可见跖跗部凸起，按之痛甚，前足屈伸受限，做重复损伤机制内、外翻动作时，伤处可出现剧烈疼痛。部分患者损伤时，可使腓骨长、短肌受到牵拉，引起小腿外侧疼痛。

X线片检查，应排除楔状骨、第五跖骨基底部撕脱骨折。

中医称本病为跗骱骨高挫伤筋。跗骱骨（第二楔状骨）在足面，当冲阳穴周围，遇有跌打拧蹴或压砸，可伤此骨，跗骱骨一处或数处高起，如一处高起，此谓捲挫。只能足跟着地，不能行走，臃肿疼痛，冲阳脉浮数。医者以拇食二指寻按，跗骱部凸起，按之痛甚。

◆ 理筋手法

1.跖屈挤按法：患者正坐床上，将足伸出床边。助手用两手掌相对，双拇指在足背，食指在足底，余三指在后，兜住足跟，拿住跗骨，固定不动。医者双手拇指拿住患处跖骨关节，余四指在足底拿住患足，与助手稍用力相对拔伸，同时医者将足前部环转摇晃6～7次，在持续拔伸下，先使足跖屈，再使足背伸，同时医者双手拇指用力向下戳按（图11-74）。此法适用于所有跗跖关节扭伤及跗跖关节错移，尤其是第 2 ～ 4 跗跖关节损伤。

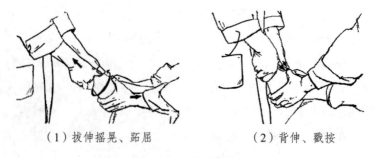

（1）拔伸摇晃、跖屈 　　　　（2）背伸、戳按

图 11-74　跖屈挤按法

2. 内外翻挤按法：患者正坐，患足伸出床边。医者坐在患肢内侧，一手拿握骰骨部位将其固定，另一手拿握第 4、5 跖骨部，双拇指相对，拿跖骨之手做轻微摇晃后，相对拔伸，并使伤足跖屈。在持续拔伸状态下，将伤足外翻背伸的同时，双手拇指向下戳按。然后一手拉住第 4、5 足趾牵引，另一手在伤处轻轻捋顺，按摩其筋（图 11-75）。此手法适用于骰骨与第 4、5 跖骨关节损伤。

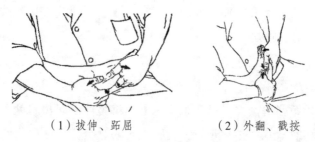

（1）拔伸、跖屈 　　　　（2）外翻、戳按

图 11-75　内外翻挤按法

3. 踩法：患者站立于床边，脱去患足鞋袜，将足心置于半圆形木块（或一卷绷带）上。医者站在患侧，用足踩于患足之上，足心置于伤处，医者用手臂推患者之胸，使患者跌坐在床

上，同时医者之足用力踩踏患足伤处（图 11-76）。此法适用于
跗跖关节陈旧性损伤。

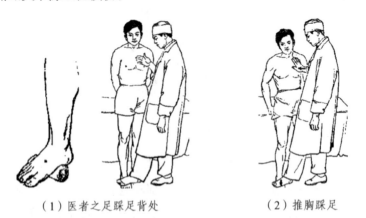

（1）医者之足踩足背处   （2）推胸踩足

图 11-76　踩法

4.另一踩法：嘱患者患足踏于一半圆木上，一助手踏于患
足背上，令患者屈膝再直立即可，当时疼痛可减轻。

三十二、跖痛症

正常人足部横弓由 5 个跖骨头组成，而纵弓则由跟距舟骨、
第一楔骨头和第一跖骨组成，这两个弓都是由足部的肌肉韧带
以及筋膜来维持其稳定性的。跖痛症是指跖骨头挤压趾神经所
引起的跖部疼痛，是根据跖骨头部位疼痛症候而命名的，临床
上以足底前部疼痛为主要特征。本病多发生在足横弓处，第 2、
3、4 趾蹼间。

经常在坚硬地面上行走或站立工作，或穿高跟鞋或紧鞋，
使足前部负重增大，跖骨头受到挤压。骨结构本身异常或慢性
劳损，均可使足内在肌劳损、松弛无力、足横弓塌陷，导致第
2、3、4 跖骨头下垂，挤压趾神经而引起疼痛。如趾底神经局

限性退变，周围结缔组织增生，则形成神经瘤（图 11-77）。

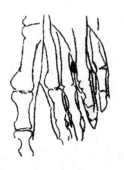

图 11-77　跖趾神经痛示意图

　　患者多在行走或站立时，足底部跖骨头处出现疼痛，路面不平时疼痛加剧，尤以穿不合适鞋时为甚，休息后疼痛可缓解。疼痛和感觉异常多发生在第 2、3、4 跖面趾蹼间，严重者疼痛可放射到小腿或趾端，有针刺或烧灼感。足背可出现轻度肿胀。体格检查可见足弓变浅，横弓松弛，前足变宽，第 2、3、4 跖骨头跖侧可形成胼胝。患足底跖骨头部有明显压痛，被动跖屈及上下挤压跖间隙可加重疼痛。有时可出现踝关节背伸功能障碍，常合并跚外翻畸形。

　　X 线片检查，可见跖骨头增粗，或跖骨头之间间隙增宽，第一跖骨头内翻。

　　本病因外伤所致者，中医称为足掌骨散挫伤筋。掌骨者，即五趾之本节也，由高坠下，掌骨着地，或由蹾、震、戳、蹉，使足过度伸屈或翻转，可致此症。伤后足前部臃肿，疼痛难忍，行走时只能足跟着地，身体向健侧歪斜，身必摇晃。轻轻寻按，伤处痛甚，其足掌之间缝隙宽窄不一，前足掌显宽。如系捲错，五趾向下垂之。

◆ 理筋手法

1. 点穴开筋法：患者仰卧，分别拿捏阳陵泉及昆仑、太溪，并按揉申脉、照海、行间、太冲等穴，以增强疗效。用拇、食指分别拿住跖骨间背侧及跖侧施以按揉法数分钟，再用拇指沿跖间隙向上顺推至足掌部数遍。

2. 跖趾痛弹拨法：患者仰卧，医者一手拇指与四指分开，握住患足 2～4 趾并使其背伸，另一手拇指于前足跖面沿跖筋膜或屈趾肌腱垂直方向用力弹拨（图 11-78），遇有厚胼胝，弹拨力可加大，反复进行数次。

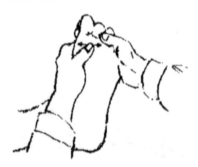

图 11-78　跖趾痛弹拨法

3. 推按法：医者一手握住患足跖骨近端，拇指放于跖骨头跖侧，另一手握跖间关节远端，做缓慢牵拉，同时放于跖骨头之拇指将跖骨头向背侧推按，反复进行数次。

4. 患者仰卧，医者一手从患足内侧拿住足跖跗部，拇指在上按住足背，余四指拿住足心，另一手拿住跖趾部，左右旋转数次后，拿足跖跗之手向足背勾拉，同时拿跖趾部之手将前足向旋前方向一推，有时可闻及响声。最后抓住姆趾摇晃数下，以纠正外翻。

5.足掌骨散挫治疗手法：患者坐位，一助手双手拇指放于足背，余四指兜住足跟。医者双手拇指按住跗骱骨，余四指在足底，拿住伤足，由内向外环转摇晃6～7次，与助手相对用力，向斜上方拔伸。将足跖屈，再背伸，同时医者双手拇指与虎口用力向内归挤，并向下戳按，使足掌骨向中间并拢（图11-79）。戳法宜轻，归挤宜重。再用一手拿趾节，另一手自大趾起，向上顺其条筋。

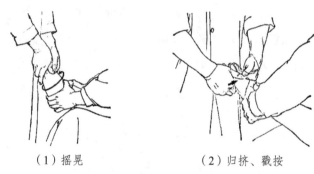

（1）摇晃　　　　　　　　　（2）归挤、戳按

图11-79　足掌骨散挫治疗手法

三十三、跟腱周围炎

跟腱是人体中最大的肌腱，是由腓肠肌、比目鱼肌的延伸组织向下移行之肌腱相合而成，抵止于跟骨结节（图11-80）。跟腱是行走和跑跳的主要肌肉传导组织，其主要作用是在胫神经支配下使足跖屈，保持站立和环节震荡。跟腱与其表层深筋膜之间有一种腱围组织，全长约15cm，其结构近似滑膜，共7～8层，各层之间由结缔组织所填充，其间隙内由较丰富的脂肪组织所包围，互不黏合。腱围组织在踝关节伸屈运动过程中起润滑作用，以避免跟腱磨损。

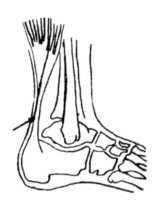

图 11-80　跟腱示意图

急性损伤是由于跟腱受到挤压、撞击或跑跳用力过猛等，使跟腱及腱围组织受到扭挫或突然牵拉性损伤，跟腱部分纤维可出现撕裂，腱围组织出现充血、水肿及炎性改变。慢性损伤是由于长时间行走、下蹲、爬山、跑步等，使跟腱长期与腱围组织反复摩擦，局部组织代谢失常，腱围组织供血不足，导致跟腱及腱围组织局部无菌性炎症。伤后均可引起肌腱变性，出现腱围各层组织之间充血、渗出、粘连，或腱围与跟腱之间产生粘连。跟腱下滑囊也常受累。

跟腱及周围肿胀、疼痛，站立或行走时不能用前脚掌着地，疼痛多在活动后加重，休息后减轻，足背伸时疼痛加重，跖屈位时减轻，严重者走路时可因疼痛而出现跛行。跟腱两侧膨隆，压痛部位表浅，跟腱周围变粗变硬，呈梭形变，按压时缺乏弹性。踝关节做屈伸活动时，跟腱周围可触及捻发音。足跖屈抗阻力时，跟腱部位疼痛加重。跟腱断裂者在跟腱止点上 3cm 处有压痛，断裂处可摸到凹陷，足跖屈功能丧失，患肢站立不能抬起足跟。

晚期患者 X 线片检查可见跟腱周围有钙化影。

◆ 理筋手法

1. 点穴开筋法：患者俯卧，脚踝部垫枕，点按商丘、解溪、昆仑、太溪等穴。医者沿小腿后部肌肉至跟腱施以掌揉法，反复进行数遍，医者再用拇、食指分别拿住痛处或跟腱两侧，由远端至近端，分别施以提拿和按揉，并同时配合踝部屈伸运动，反复进行数次，以放松肌肉，松解粘连。

2. 跟腱劈法：患者俯卧，患膝、踝屈曲，医者一手按于足跖部，使足背屈，跟腱处于紧张状态，另一手用小鱼际在跟腱附着处施以劈法（图 11-81）。

3. 跟腱捋顺法：患者仰卧，医者一手握住足跖，使足跖屈再背伸，另一手拇、食二指分别在跟腱两侧，由远端至近端施用捋顺法（图 11-82），反复进行数遍。

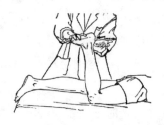 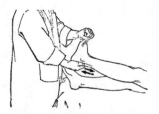

图 11-81　跟腱劈法　　　　图 11-82　跟腱捋顺法

三十四、跟痛症

跟痛症是以跟部疼痛而命名的疾病，其中最常见的跟痛可分为跟后痛（跟腱炎、跟腱止点部损伤、跟后滑囊炎、跟骨骨骺炎）和跟下痛（跟下滑囊炎、跟下脂肪垫炎、跖筋膜炎、跟骨骨刺）两类，这里主要介绍与跟下痛有关的疾病（图 11-83）。足跟部是人体负重的主要部分，脂肪垫位于足跟部皮肤深层，由发达的弹力纤维和致密的脂肪组成；跟下滑囊位于脂肪垫深层，紧贴跟骨；跖筋膜及足底缘筋膜增厚部起自跟骨结节，其深面有屈趾短肌附着其上，并向足底延伸，如同弓弦，紧张于跟骨结节跖面及跖骨头之间，为支持足纵弓的最坚强的部分。

正常人行走动作是由跖趾关节先背伸，然后屈趾短肌收缩，跖趾关节做跖屈而完成。当人体长期站立硬地面，或长期负重行走，体重增加，足跟部负荷增大或足力降低、局部挫伤等均可导致跟骨周围组织一系列无菌性炎症。跟骨下脂肪垫可出现肥厚、萎缩、变性，使跟骨缓冲外力作用减弱；跖筋膜跟骨结节附着处可发生慢性纤维组织炎症，久之可形成跟骨骨刺。跟骨骨刺被包在跖筋膜的起点内，位于跟骨结节处，向前延伸，多发生于双侧，大小不同，与临床症状不一定成正比。骨刺可使拇展肌、屈趾短肌和跖筋膜内侧张力增加，或引起跟骨结节滑囊发生损伤性炎症反应。

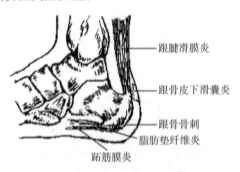

跟腱滑膜炎

跟骨皮下滑囊炎

跟骨骨刺

脂肪垫纤维炎

跖筋膜炎

图 11-83　足跟部压痛点示意图

本病主要症状为足跟底部疼痛，久站或久行后疼痛加重，休息后减轻，疼痛以晨起时明显，稍做活动后减轻。疼痛部位一般较局限，其压痛点多在跟骨结节略偏内侧，或下方正中或偏后缘。跟下滑囊炎可见跟下丰满，压痛明显，按之有囊性感。

跟骨结节脂肪垫炎在跟骨下方肿胀僵硬，压痛，按之有时有肥厚感，但没有囊性感。跖筋膜炎压痛点在跟骨结节略偏内侧，按压痛点有时可向前足放射，足底筋膜有明显紧张感，被动牵拉患者跖筋膜可使疼痛加重。跟骨骨刺而引起的疼痛及压痛均较明显，有时可在局部触到骨性隆起。

中医学认为，本病是由年老体弱，肝肾不足，骨痿筋弛，久站久行，致足跟部气血亏虚，筋骨不荣所致。

X 线片检查在跟骨底部可见软组织增厚或有骨刺形成。

◆ 理筋手法

1. 点穴开筋法：患者俯卧，点按太溪、昆仑、照海、申脉等穴。医者在小腿三头肌至足底部施按揉数分钟，再用拇、食二指拿捏跟腱两侧，反复施术数遍，以使其肌肉得以充分放松。

2. 痛点分筋揉捻法：患者俯卧，将患足垫于枕上或放在医者膝上，足跟向上。医者一手固定患者足前部，另一手拇指在足跟痛处（筋结处）用指尖用力自前向后由深到浅施以分筋揉捻，可感到有筋结滑过，反复进行数次（图 11-84）。

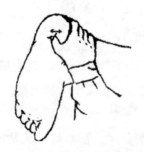

图 11-84　痛点分筋揉捻法

3. 痛点按压叩击法：医者用拇指端用力按压痛处，持续片刻后再行按压，反复进行数次。然后再将患膝屈曲足底朝上，医者一手握前足，一手握拳用小鱼际锤击足后跟痛处数遍。最后医者一手扶足跟，另一手拇指自上而下推跖筋膜数次。

4.拔伸顿挫法：患者仰卧，医者一手掌握住跟骨，拇指放于距跟关节内侧，另一手握前足部，由里向外环转摇晃 6～7 次，在做踝管拔伸屈伸动作数次后，拿跟骨之手突然向后下方顿挫一次。

三十五、踇外翻

踇外翻是指第一跖骨头内收，踇趾向外偏移的一种常见的足部畸形，严重者可形成向外侧半脱位。跖骨头与软组织在鞋内长期压迫和摩擦，可形成骨赘和囊炎（图 11-85）。本病多与平足症并发。

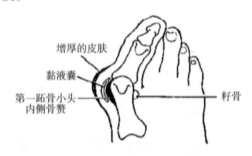

图 11-85　踇外翻示意图

由于穿不合适高跟鞋、尖头鞋，过瘦的鞋袜及长期站立、步行过多等，前足被嵌挤在狭窄的鞋前端，使跖趾关节内侧经常受到束缚、挤压和摩擦，久之局部皮肤、皮下组织和关节增厚，关节附着处骨质增生，滑囊壁增厚，囊内积液，引起踇囊炎，此关节出现半脱位。由于受重力压力的影响，可引起足横弓塌陷，足部负重线外移，使第 2、3 跖骨头下产生胼胝而引起疼痛。另外，先天性第一跖骨过长或过短或内翻畸形亦可引起本病发生。

患者多合并平足症状，蹞趾关节内侧成角畸形。蹞趾外翻，第 2 趾因蹞趾挤压形成锤状趾，第 2、3 趾骨头跖面处压痛明显并常伴有胼胝。蹞囊炎早期，局部仅有发红与肿胀，可无疼痛和关节活动障碍，往往因滑囊受到鞋的挤压，造成触痛而就诊。

急性发作时，跖趾关节内侧红肿、皮肤变硬、压痛并有积液。可触及一个厚壁的滑囊，因滑囊与关节相通，可并发第一跖趾关节炎，使跖趾关节活动受限。

如因损伤所致，中医称此症为趾骱伤筋。多因用足踢物不慎戳蹉所致，以蹞跖关节为常见，有大挫、捲挫、翻挫和歪斜之分。伤后蹞跖关节周围肿胀，疼痛难忍不息，行走不便。医者由掌指关节起，向前捋之，再拿所伤关节活动之，疼痛加重，即为本症。

◆ 理筋手法

1. 患者坐位，医者用两手拇、食二指分别捏住第一跖骨和蹞趾本节（上下节趾骨），将蹞跖关节（趾关节）环转摇晃 6 ～ 7 次，然后拔伸，再将跖趾关节屈伸数次。

2. 相对拔伸法：凡五趾本节挫伤，均可用此法。如为捲挫、翻挫或左右歪斜，均须顺其所斜方向，先拔后稍晃，再顺斜势拔直捺正，屈趾相对，继用顺筋法及捻筋法，按摩其筋，复其本位。

主要参考书目　///

［1］骨科临床检查法编写组.骨科临床检查法［M］.哈尔滨：黑龙江人民出版社，1974.

［2］天津市天津医院，石家庄交通运输局医院.按摩［M］.北京：人民卫生出版社，1974.

［3］北京医学院附属人民医院外科骨科组，放射科.骨科临床及 X 线检查的基本知识和方法［M］.北京：人民卫生出版社，1976.

［4］葛宝丰.腰腿痛［M］.兰州：甘肃人民出版社，1976.

［5］张安桢，武春发.中医骨伤学［M］.北京：人民卫生出版社，1981.

［6］俞大方.推拿学［M］.北京：人民卫生出版社，1985.

［7］北京中医学院东直门医院.刘寿山正骨经验［M］.北京：人民卫生出版社，1985.

［8］田纪钧.错骨缝的诊断与治疗［M］.太原：山西科学技术出版社，1984.

［9］陈忠和.腰背部筋伤［M］.南宁：广西科学技术出版社，1996.

［10］吴林生，金嫣莉.膝痛［M］.北京：人民卫生出版社，1997.

［11］周秉文.颈肩痛［M］.北京：人民卫生出版社，1998.

［12］岳寿伟.腰椎间盘突出症的非手术疗法［M］.济南：山东科学技术出版社，1998.

［13］韦以宗.中国整脊学［M］.北京：人民卫生出版社，2012.